JN027079

発達障害が
暮らしに影響を
与えることがある

親子で理解する発達障害の本

“うつ”“ひきこもり”の遠因になる

発達障害の“二次障害”を理解する本

監修＊宮尾益知　どんぐり発達クリニック院長

河出書房新社

はじめに

ひきこもりの息子が近隣の幼稚園児を殺害するのではないか——!? そんな不安からキャリアの公務員の男性が、自ら息子を刺殺するという事件がありました。その被害者となった息子は、ＡＳＤだったとされています。また、新幹線の中で放火殺人を犯すという事件もありましたが、その犯人も自ら発達障害があったと告白しています。

近年起こった事件の中には、その遠因として発達障害があったのではないかという情報が伝わってくることが多くなってきました。実際、対人コミュニケーションや場の空気を察知することの苦手な人は、そうした特性ゆえに孤立してしまうことが少なくありません。発達障害があることによって社会と折り合いがつかず、うつやひきこもりになってしまうことは非常に多いのです。こうした状態を、発達障害の「二次障害」と呼んでいます。

本書の監修者である宮尾益知先生が運営する支援教室でも、学校生活にうまくなじむことができない子どもたちの思考や感情を、コミュニケーションを通じて周囲の大人たちが理解し、サポートすることによって孤立を防いでいます。

発達障害が、社会から孤立する要因の中で大きな比率を占めることが明らかになってきた今、その引き金となるうつやひきこもりなどの「二次障害」を正しく理解し、早い段階で予防・改善するための処方箋を、わかりやすく解説します。

第3章 二次障害のサインに気づこう

第4章

二次障害の防ぐためのサポート 63

第5章

子どもの自己肯定感を高めよう 83

第1章

発達障害の子どもはどのような状況に置かれているのか

発達障害は、コミュニケーション、言語、社会性などの発達に、何らかの特性やかたよりがあることで生じる不適応な状態をいいます。発達障害がどういうものか、そして発達障害のある子どもはどのような状況の中で生活しているのかを押さえておきましょう。

発達障害は、なぜ起きるのか

発達障害が起こる原因やメカニズムはまだ解明されていません。しかし、生まれつき脳の機能に何らかの問題があることで起こる不適応の状態であることがわかっています。

発達障害は、どのような状態のこと？

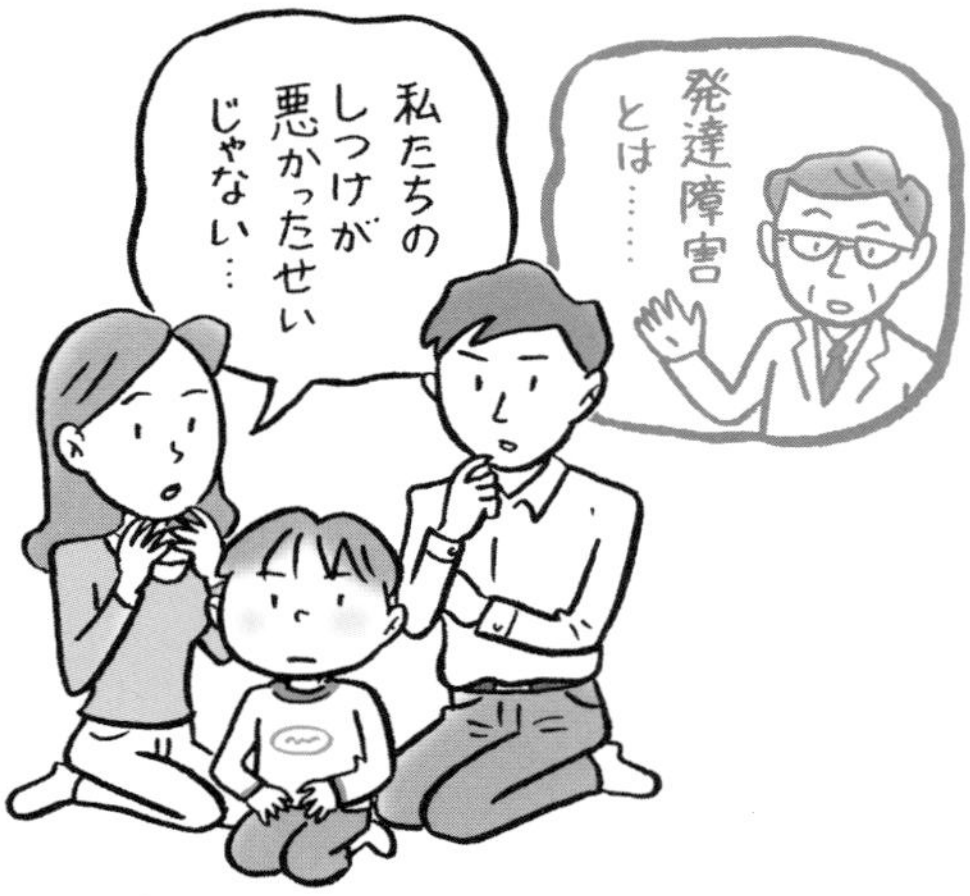
発達障害とは……
私たちのしつけが悪かったせいじゃない…

「発達障害」が広く認知されるようになってきました。しかしまだ、それがどのような状態をいうのか、正しく理解されているとはいえません。

また、発達障害の子どもが増えているイメージがありますが、それも正しくありません。たしかに、医療機関を受診して発達障害と診断される子どもの数は増えていますが、昔から同じような状態の子どもは少なからずいました。ただ、世間からそれほど大きな問題だととらえられていなかったのです。

これまで発達障害がなぜ起こるのか、原因やメカニズムがよくわからなかったことから、親の育て方、生活環境、本人の性格のせいなど思われていました。当の親も、「自分たちのしつけが悪かったせいだ」「愛情のかけ方が足りなかったのかも」と悩み、自分を責めて苦しむ人も少なくありませんでした。

しかし、現在では研究が進み、発達障害は生まれつき脳の機能に何らかの問題があり、成長の過程で多様な特性や症状があらわれて、不適応の状態になることだと明らかになっています。さらに、精神的な症状ではなく、認知（理解や行動）に不都合があり、生活や学習面に不都合が生じていることがわかっています。

けっして親の育て方や本人の性格に起因しているわけではないのです。

そのため、ある種の特性や傾向があっても、社会にうまく適応し、日常生活を送る上でとくに支障がない場合は、発達障害があるとはみなされません。

脳の問題は、なぜ起こるの

発達障害のもととなる脳の機能の問題は、なぜ起きるのでしょうか。そのメカニズムについてはまだ明らかになっていませんが、二つの観点から研究が進められています。

一つは、遺伝子には問題はないけれど、妊娠中や出産時における何らかの影響が、胎児の脳に障害を及ぼすというもの。もう一つは、精子と卵子がそれぞれ持っている遺伝子情報に何らかの異常が起こり、脳に障害が生じるというものです。

前者は、現段階では原因の一部にはなっていても、主原因とはいえないという見方が優勢のようです。一方、後者については、関連性があるかもしれません。

その根拠の一つとして、同じ遺伝子を持つ一卵性双生児を見てみると、一人が発達障害である場合、もう一人も発達障害である確率が40〜98%とかなり高い数字を示すという結果が出ています。

だからといって、単純に親から子へ遺伝すると考えるのは早計です。実際に、親子ともに発達障害があるケースが多いことを裏づける科学的証拠やデータが、十分にあるわけではありません。発達障害があるとは考えにくい親から、発達障害の子どもが生まれることもありますし、発達障害のある子どものきょうだいであっても、多くはふつうに成長しています。

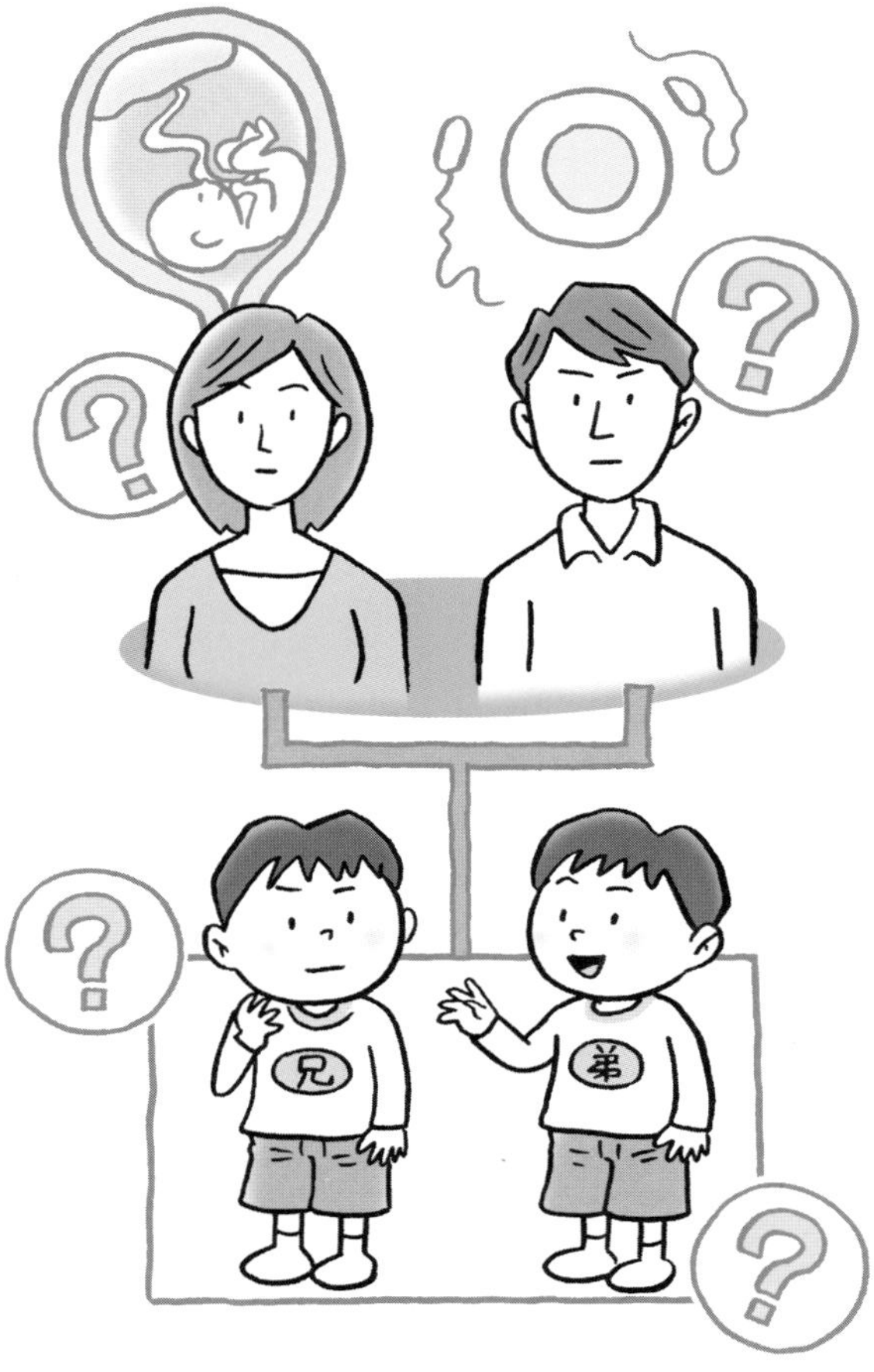

発達障害には、どんな種類があるのか

発達障害は、おもに「自閉症スペクトラム障害（ASD）」「注意欠如・多動性障害（ADHD）」「学習障害（LD）」の三つに分けられます。

発達障害は三つの種類がある

発達障害には、大きく分けて「自閉症スペクトラム障害（ASD）」「注意欠如・多動性障害（ADHD）」「学習障害（LD）」の三つの種類があります。それらの特性のあらわれ方は個人差があり、単独の障害としてあらわれる場合もあれば、複数の特性を併せ持っている場合もあります。どの発達障害かを見極めるために、さまざまな診断基準や指標が設けられています。

ASDは、かつては「自閉症」「自閉性障害」「広汎性発達障害」「アスペルガー症候群」など、さまざまな名称が用いられていました。次第にこれらは一つの連続体（スペクトラム）であると考えるようになり、現在では自閉症スペクトラム障害の名称が用いられています。

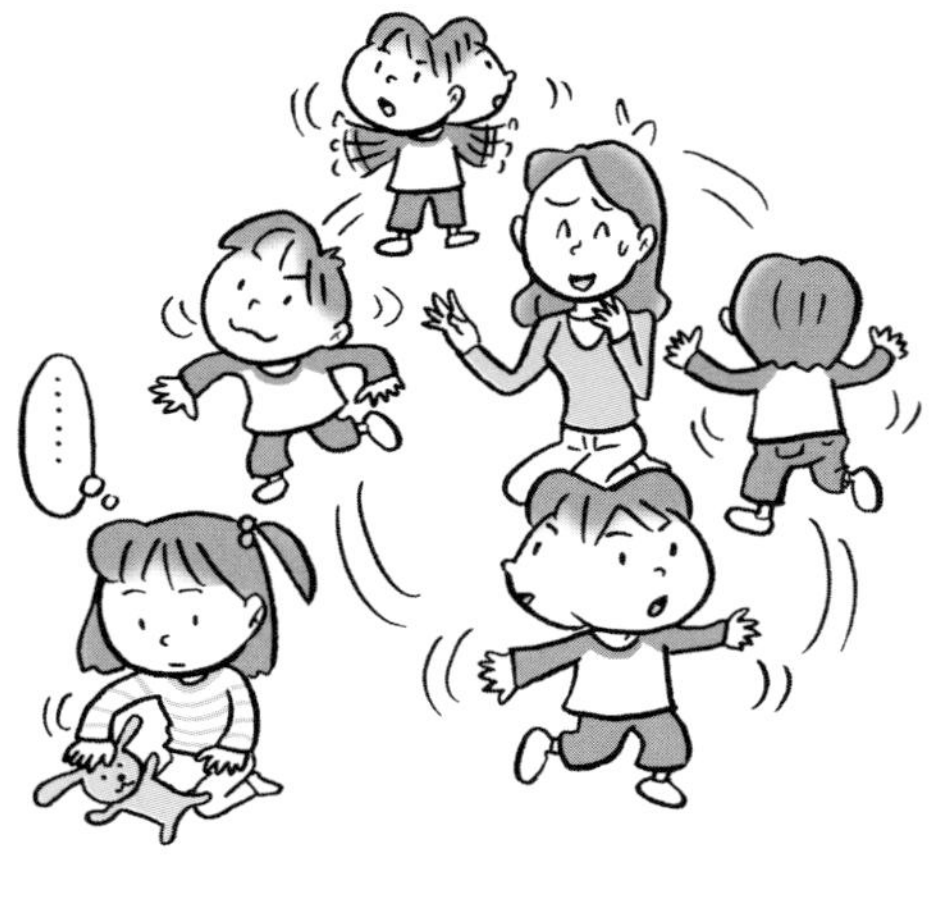

ASDの特徴として、「社会的なやりとりの障害」「コミュニケーションの障害」「こだわり行動」の三つが挙げられます。具体的には、人間関係を築くのがむずかしい、人とのコミュニケーションが苦手、活動や興味の範囲が狭くてこだわりが強いことなどがあります。

ADHDによく見られるのは、「不注意」「多動性」「衝動性」というおもに行動面における特性です。落ち着きがない、よく考えずに行動する、ものをよくなくす、集中力に乏しい、一つのことに集中するとほかのことに注意が向けられない、時間が守れないなど多岐にわたります。

ＬＤは、知能全般は正常であるものの、知的能力が〝部分的に〟遅れている状態をいいます。知的能力として、「聞く」「話す」「読む」「書く」「計算する」「推論する」などが挙げられますが、これらのうち一つ以上に遅れや困難が認められます。そのため小学校入学後に、授業で「教科書が読めない」「漢字が書けない」「算数の問題文が理解できない」といった状況が起こることによって気づくケースがほとんどです。

本書で取り上げる発達障害の種類

自閉症スペクトラム障害（ASD）

ASDには、自閉症、アスペルガー症候群、そのほかの広汎性発達障害が含まれます。ASDの典型的な特性として、「社会的なやりとりの障害」「コミュニケーションの障害」「こだわり行動」という三つが挙げられます。ただし、その程度は人それぞれに異なり、程度の軽いものから重いものまで区別がつけにくいことから、スペクトラム（連続体）という単語を用いて、自閉症スペクトラム障害と呼ばれるようになりました。

注意欠如・多動性障害（ADHD）

「不注意」「多動性」「衝動性」などの特性があり、集中力がない、落ち着きがない、よく考えずに行動する、ものをなくす、忘れ物をする、時間を守れないなど、おもに行動面に特性があらわれます。

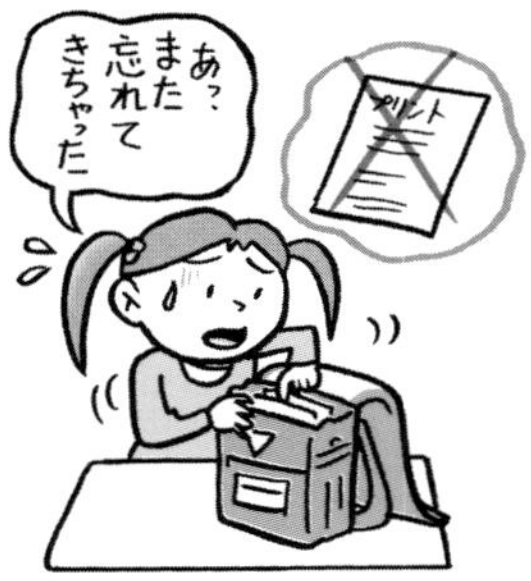

学習障害（LD）

「聞く」「読む」「話す」「書く」「計算する」「推論する」など、知的能力が部分的に遅れている状態をいい、学習の習得に困難がともないます。

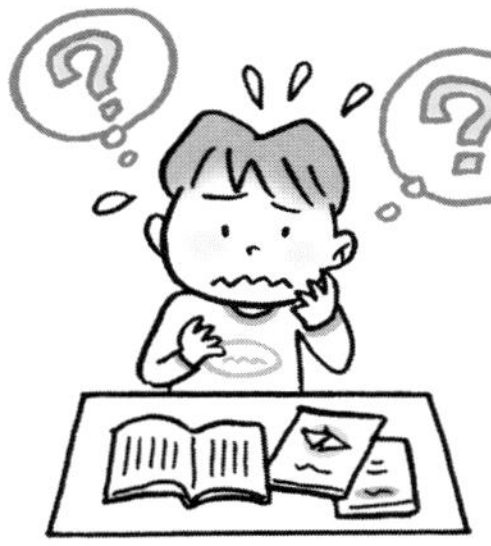

三つが併存する場合も

ASDとADHD、ADHDとLD、ASDとLDというように、種類の異なる発達障害の特性を併せ持つケースもあります。また、突発的で不規則な体の動きや発声を繰り返す「チック障害」などと併存することもあります。

ASDの基本的な特性

ASDには、「社会的なやりとりの障害」「コミュニケーションの障害」「こだわり行動」という三つの特性があります。特性があっても、知的な遅れがない場合もあります。

人に対する関心が薄く、こだわりが強い

ASDの基本的な特性として、「社会的なやりとりの障害」「コミュニケーションの障害」「こだわり行動」の三つが挙げられます。これらを「三つ組みの特性」といいます。

社会的なやりとりの障害というのは、人との関わりが苦手ということです。その理由として、人に対する関心があまりないことが挙げられます。そのため、相手が何を考えているのか、何を求めているのかなどを推測したり、場の空気を読んだり、暗黙のルールを理解するなど、相手や状況に合わせた行動をとることがむずかしく、人間関係を築いていくことに困難がともないます。

コミュニケーションの障害は、言葉を使って相手に何かを伝えること

【ASDの基本的な三つの特性】

人との関わりが苦手
（社会的なやりとりの障害）

- 人と目を合わせない
- 名前を呼ばれても反応しない
- 相手や状況に合わせた行動が苦手
- 自己主張が強く一方的な行動が目立つ

コミュニケーションがうまくとれない
（コミュニケーションの障害）

- 言葉の遅れ
- 言われた言葉をそのまま繰り返す（オウム返し）
- 相手の表情から気持ちを読み取れない
- たとえ話を理解することが苦手

想像力が乏しい・こだわりがある
（こだわり行動）

- 言われたことを表面的に受け取りやすい
- 「ままごと遊び」をあまりしない
- 決まった順序や道順にこだわる
- 急に予定が変わるとパニックを起こす

が苦手だったり、身振り手振りなどの非言語的コミュニケーションが理解できないことを指します。ＡＳＤの子どもはそもそも人に対する関心が薄く、だれかと話したい、気持ちを伝えたいという欲求があまりないため、言葉の発達に遅れやかたよりが見られ、コミュニケーションがうまくとれないことが少なくありません。

　こだわり行動というのは、物事のある一部分に強い関心を持ったり、決まったルールや手順に沿った行動をとることをいいます。たとえば、車そのものではなく車に書かれた文字に興味を示す、お昼の時報とともに昼食を食べ始める、おもちゃを自分の好きな順番に並べるなど、独特のこだわりがあります。

　また、こだわり行動でよく見られるのが、同じ行動や動作をいつまでも繰り返す「常同行動」です。上半身を前後に揺らす、目の前で手をひらひらさせる、ドアを開けたり閉めたりするなど、はた目には意味がないように見えることを、飽きずにいつまでも繰り返します。こうした行動をとるのは、不安や緊張をやわらげるためではないかと考えられています。

　ほかにも、突然パニックに陥る、急な変更や変化に対応できない、目や耳などの感覚がアンバランス（感覚過敏）といった特性が見られることもあります。

ASDの特性はあるが知的発達の遅れがないアスペルガー症候群

ASDの基本的な三つの特性は見られるものの知的な遅れがなく、対人関係の障害が比較的軽度な状態を、「アスペルガー症候群」といいます。1944年、オーストリアの小児科医・アスペルガーが、「知能と話し言葉に遅れは認めないが、社会的行動や人との関わりに問題のある子どもたち」について報告したことから、知られるようになりました。

アスペルガー症候群のおもな特性

❶マイペースな対人行動
❷早くて達者な言葉の発達
❸融通がきかない行動
❹その他
・ＡＤＨＤと同様の多動や不注意などを示すことが多い
・手先が不器用なことが多い
・被害者的な言動が多い
・文字が乱雑なことがある
・教えていない文字が早く読めるようになることがある。

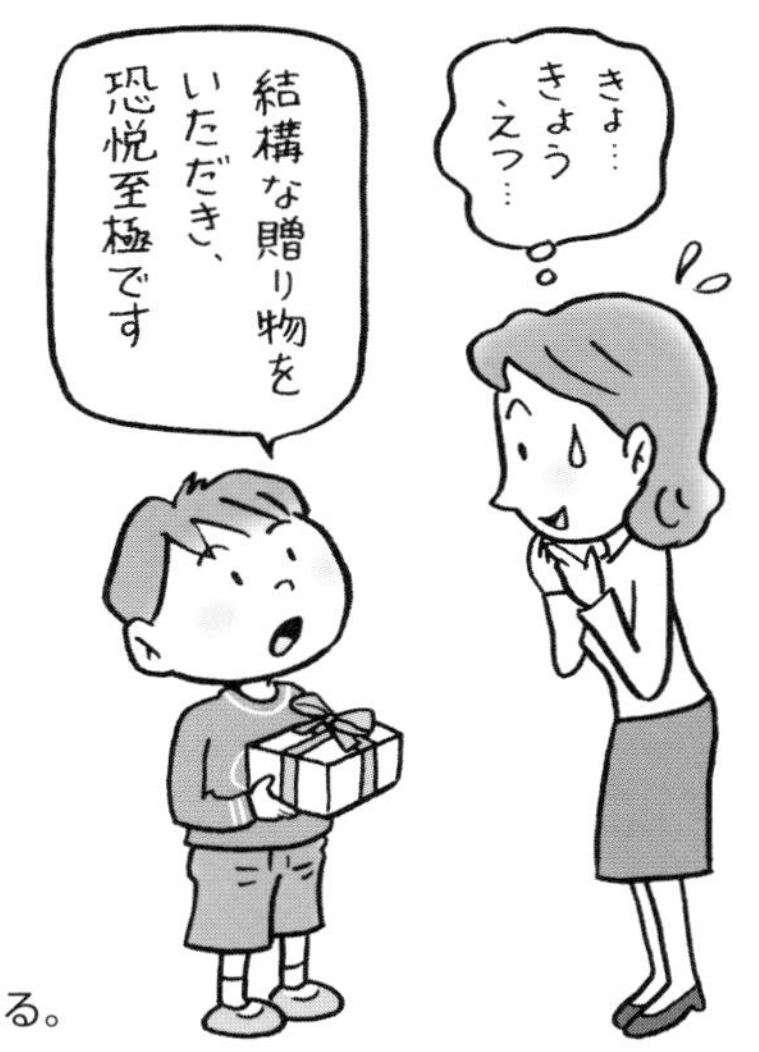
結構な贈り物をいただき、恐悦至極です
きょ… きょう えっ…

ADHDの基本的な特性

ADHDには、基本的に「不注意」「多動性」「衝動性」の三つの特性があります。また、ASDやLDなど、ほかの発達障害の特性が併存していることもあります。

知能や環境にかかわらず特徴的な行動特性がある

注意欠如／多動性障害（ADHD）は、英語で「attention《注意》-deficit《欠陥》 hyperactivity《多動性》 disorder《障害》」といい、不注意、落ち着きがない（多動性）、よく考えずに行動する（衝動性）という三つの特性を持つ発達障害です。

アメリカ精神医学会が定めた診断基準（DSM）では、「知能発達に大きな遅れはなく、環境によるものが原因ではないにもかかわらず、多動、衝動性があり、注意が集中できない状態」と定義されています。

ADHDは三つの特性に加えて、ほかの障害を併存するケースが多くあります。たとえば、学習障害（LD）もある子どもは六割、不安障害や気分障害のある子どもは二～七割とされています。

特性があらわれるのは四歳以降

ADHDの特性があらわれてくるのは、一般的に四歳を過ぎてからで、小学校に入学するころにはっきりしてくることが多いものです。ただし、小学校入学後もはっきりとせず、一二歳ごろに気づかれるケースもあります。

多動があまり目立たず、おもに不注意を訴える「注意欠如障害（ADD＝attention-deficit disorder）」の子どもは、問題行動がそれほど目立たないことがあります。この場合は、青年期もしくは青年期以降もきちんとした診断がつかないこともあります。

実は、ADHDという診断名が用いられるようになるまでには、さまざまな変遷がありました。ADHDが初めて本に紹介されたのは1845年で、ドイツの医師・ハインリッヒ・ホフマンが、自分の子どものためにつくった絵本「もじゃも

【ADHDの基本的な三つの特性】

不注意

- 集中力がない
- モノをよくなくす
- 細かいことに気がつかない
- 忘れ物が多い
- 特定のことに注意を留めておくことが困難で、何かに取り組んでもすぐに飽きてしまう。

多動性

- じっとしていられない
- 授業中も席を立ってウロウロする
- 静かに遊んだり、読書をしたりすることが苦手
- 手や足をいつもいじっている
- 貧乏ゆすりをする
- 授業中でも物音をたてたりする
- 整理整とんができない

衝動性

- 順番を待てない
- 列に割り込む
- 先生からあてられる前に答える
- 他の児童に干渉する
- 思いつくとすぐ行動する
- 外界からの刺激に対して、無条件または反射的に反応してしまう
- 刺激に反応して、まるでエンジンがかかったかのように走り回ったりする

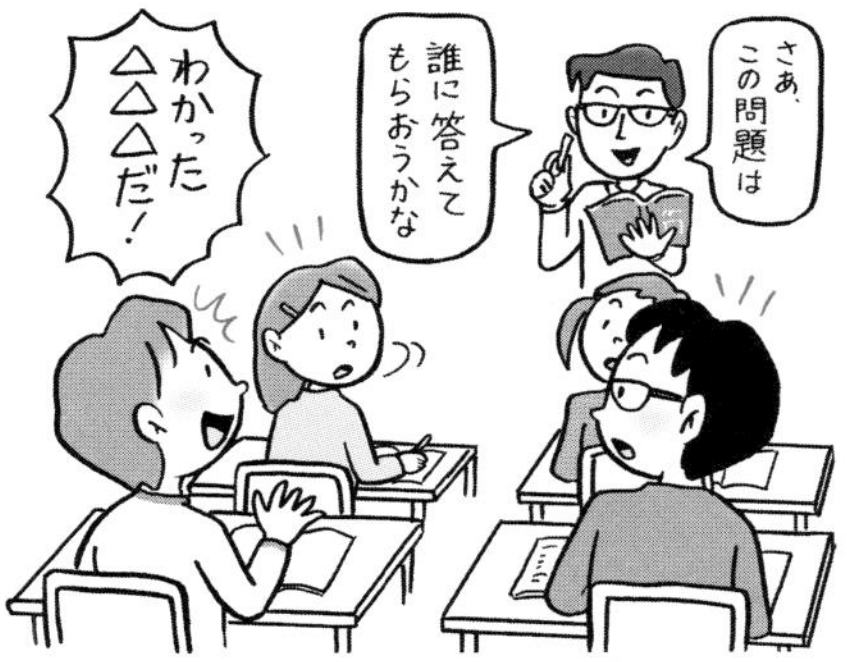
さあ、この問題は
誰に答えてもらおうかな
わかった△△だ!

じゃペーター」でした。１９４０年ごろには、軽い脳炎後や頭部外傷を受けた子どもたちが、あとになって極端によく動き、過度に不注意で、衝動的な行動をとったりしたことから、ＡＤＨＤは脳に何らかの微細な損傷が起きたことによる症状という意味で微細脳損傷症候群と呼ばれたり、一過性の脳の機能不全と考えられて微細脳機能不全と呼ばれたりしていました。また、症状そのものをあらわす診断名として小児期多動反応、過活動児童症候群などとも呼ばれていたのです。

　その後、前述のアメリカ精神医学会が定めた判断基準（ＤＳＭ）などが診断に使われるようになり、「多動が中心の症状ではなく、注意を集中あるいは持続することが困難なために、多動、衝動的になる」と考えられ、ＡＤＨＤという診断名が用いられるようになりました。

LDの基本的特性

LDは、「聞く」「読む」「話す」「書く」「計算する」「推論する」など、脳の認知機能のいずれかに問題が生じた状態をいいます。ただし、医療的な意味での障害ではありません。

脳の認知機能に問題がある

LDは、英語の「Learning Disorder」の略で、日本では「学習障害」と訳されます。医療的な意味での障害ではありません。

知能全般は正常であっても、「聞く」「読む」「話す」「書く」「計算する」「推論する」という六つの能力のうち、一つ以上の修得や使用に障害がある状態を指します。

LDの特性は、同じようにあらわれるのではなく、一人ひとりの特性によって異なります。また、ほかの発達障害と併存している場合も少なくありません。

【LDのおもな特性】

「聞く」ことの障害

・会話が理解できない
・文章の聞き取りができない
・書き取りが苦手
・単語や言葉の聞き誤りが多い
・長い話を理解するのが苦手
・長い話に集中できない
・言葉の復唱ができない

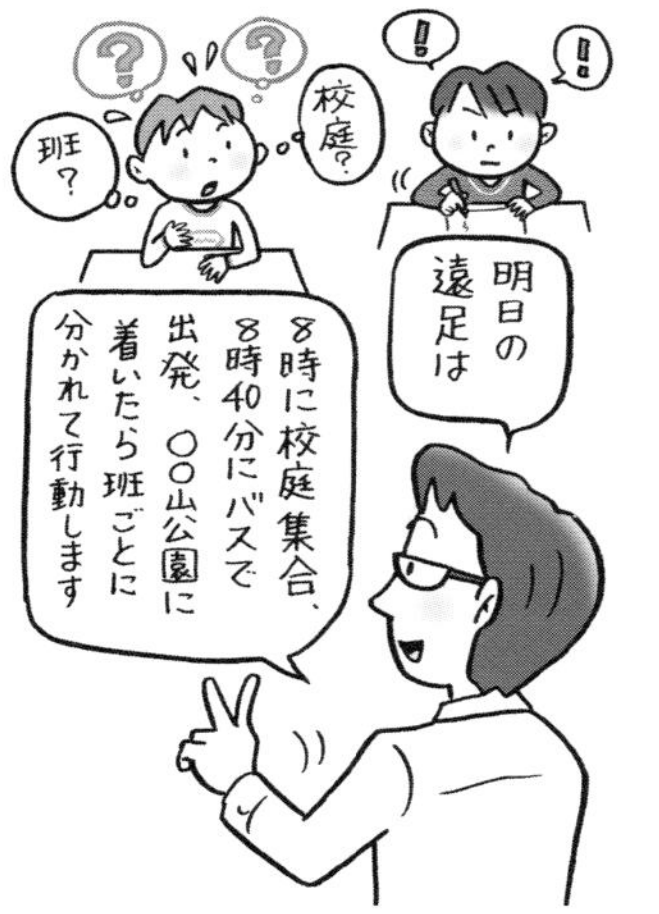

班?
校庭?
明日の遠足は
8時に校庭集合、8時40分にバスで出発、○○山公園に着いたら班ごとに分かれて行動します

「話す」ことの障害

・筋道を立てて話すことが苦手
・文章として話すことが苦手
・会話に余分なことが入ってしまう
・同じ内容を違う言い回しで話せない
・話が回りくどく、結論までいかない

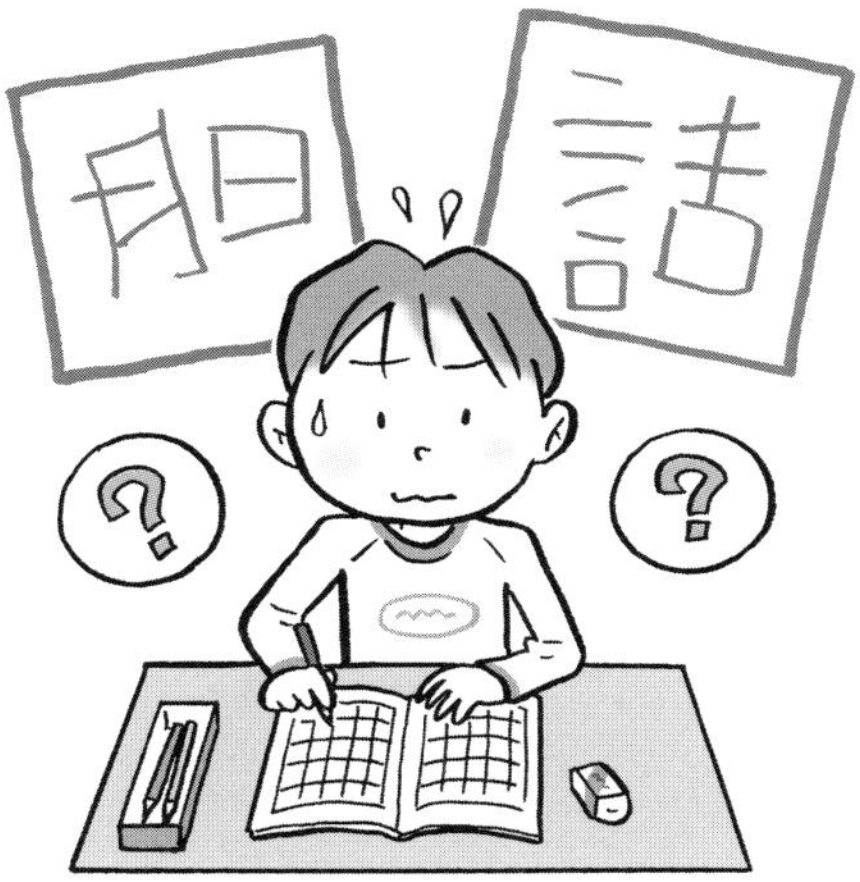

「読む」ことの障害

- 文字を発音できない
- 間違った発音をする
- 促音（小さな「つ」）や拗音（小さな「や」「ゆ」「よ」）を発音できない
- 単語を読み誤る（例えば「つくえ」を「つえく」と読んでしまうなど
- 文字や単語を抜かして読む
- 読むのが遅い
- 文章の音読はできるが、意味が理解できない

「計算する」ことの障害

- 数字の位どりが理解できない
- 繰り上がり、繰り下がりが理解できない
  ＊数字は1～9となり、繰り上がりで10と0から始まるという概念が理解できない。
- 九九を暗記しても計算に使えない
- 暗算ができない

「書く」ことの障害

- 文字が書けない
- 誤った文字を書く
- 漢字の部首（へんとつくり）を間違う
- 単語が書けない、誤った文字が混じる
- 単純な文章しか書けない
- 文法的な誤りが多い（「てにをは」の誤りなど）

「推論する」ことの障害

- 算数の応用問題・証明問題・図形問題が苦手
- 因果関係の理解・説明が苦手
- 長文読解が苦手
- 直接示されていないことを推測することが苦手

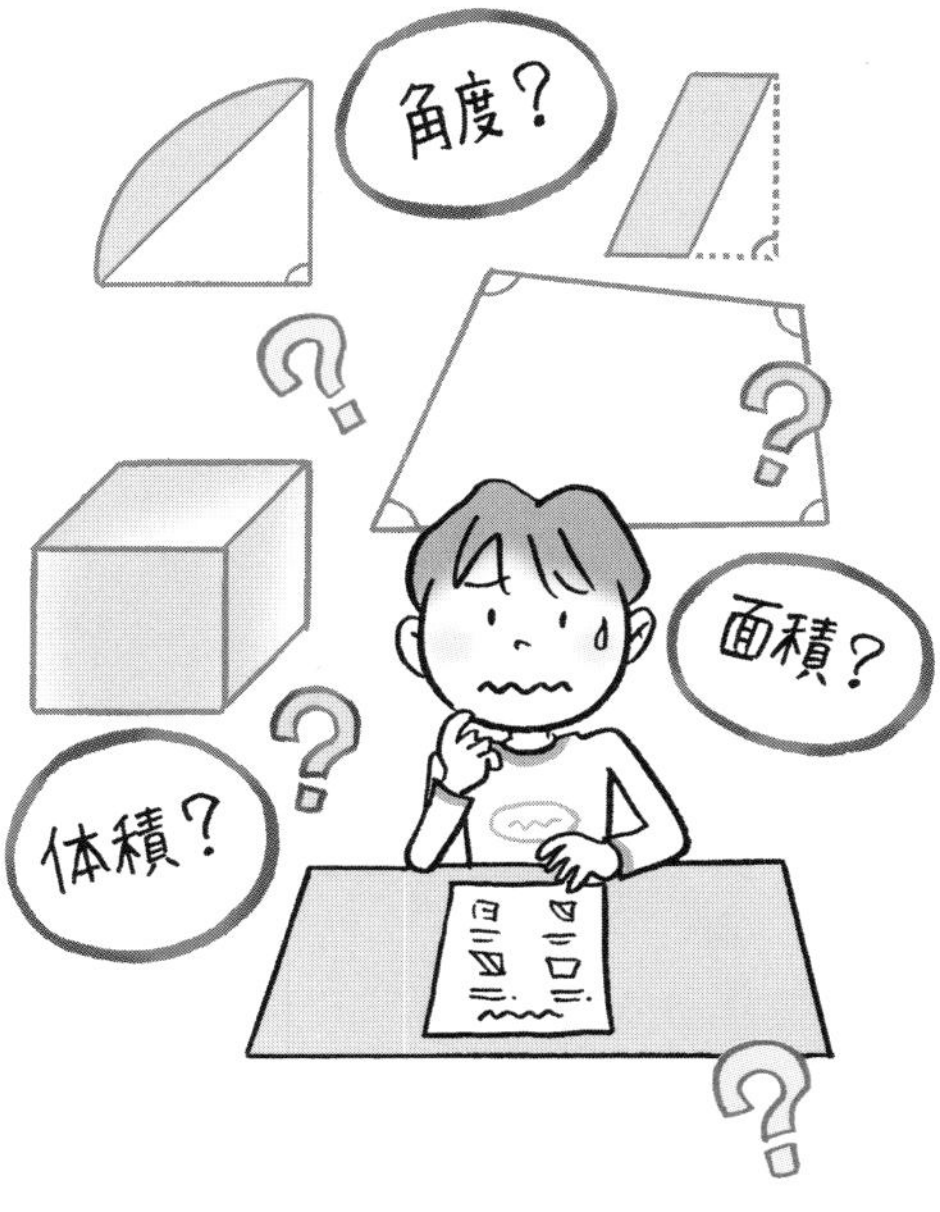

発達障害は治らない

発達障害は、生まれつき脳の機能に問題があることで起こるため、治ることも治すこともできません。しかし、日常生活の中での問題行動をある程度改善することはできます。

発達障害は、治ることも治すこともできない

発達障害は、生まれつき脳の機能に何らかの問題があるために起こります。そのため切り傷や風邪が治るのと同じように、発達障害が治ることも、また治すこともできません。発達障害の基本的な特性は変わることはありません。

したがって、まずは発達障害の種類やそれぞれの特徴を知り、特性のある子どもがどのような発達の過程をたどるのかを把握しておくことが大切です。その上で障害を治したり、無理に矯正したりすることを目指すのではなく、成長の過程に応じた適切なサポートを行なうことが重要となります。

問題行動の多くは改善できる

発達障害は治らないと聞くとガッカリするかもしれませんが、障害の有無に関わらず、だれでもある種の傾向を持っています。

たとえば、小学校の授業中に多くの子どもが先生の話に耳を傾けている中、うわの空で聞いている子どもは珍しくありません。授業に集中しにくいというのも一つの傾向です。この場合、「ちゃんと前を向いて、先生の話を聞こうね」と注意すれば、先生の話を聞くことができます。

発達障害のために、授業中に集中して先生の話を聞くのが苦手な子どもでも、気が散らないように環境を整えたり、まめに声かけをすることで、話が聞けるようになっていきます。そうしたことを積み重ねていけば、日常生活を問題なく過ごせるようになります。

だれでも生きていく上でさまざまなルールを覚える必要がありますが、発達障害のある子どもの場合

は、その子の特性に合わせて工夫することが大切です。たとえば、まわりの空気を読んだり、コミュニケーションをとるのが苦手なら、周囲の状況を子どもにわかりやすく伝えたり、今何をしたらいいのかを明確にするといいでしょう。

発達障害にも改善できる症状と改善できない症状がありますが、その子どもの特性を理解した上で、成長に合わせて適切なサポートを行うことで、困った行動や言動の多くを減らしていくことができます。

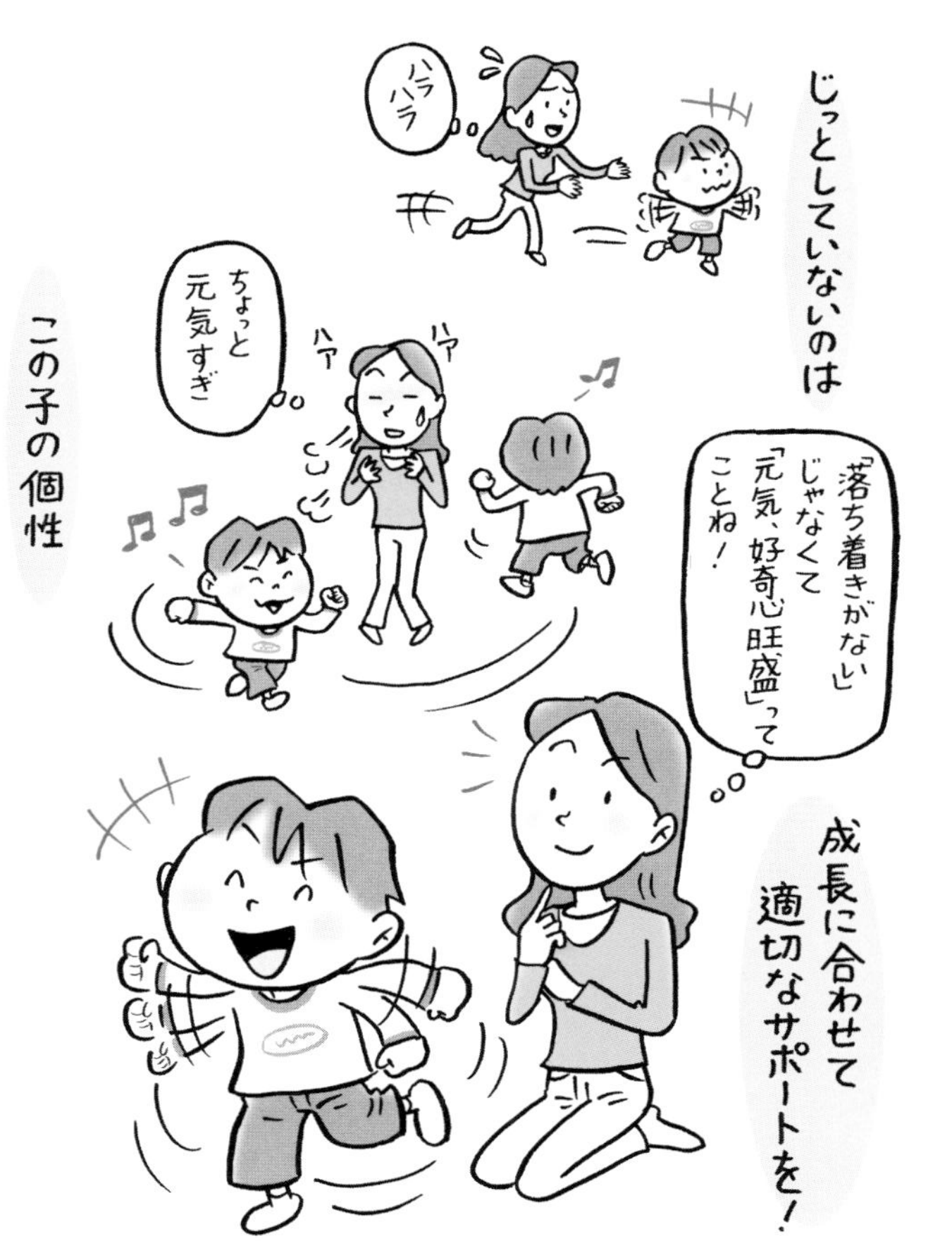
じっとしていないのは
この子の個性
ハラハラ
ちょっと元気すぎ
ハァ ハァ
「落ち着きがない」じゃなくて「元気、好奇心旺盛」ってことね！
成長に合わせて適切なサポートを！

発達障害は「個性」ととらえよう

前述したように、発達障害は治ることはなく、程度の差はありますが、一生その特性による傾向が続くと考えられます。

しかし、子どもは日々成長していきます。多少のかたよりはあるかもしれませんが、だれもが可能性を秘めており、中にはずば抜けた能力や才能を持っていることもあります。適切な環境で適切なサポートを受けることによって、その可能性を広げ、能力や才能を開花させることもできるのです。

現在、国も「発達障害者支援法」という法律をつくって、支援に積極的に取り組もうとしています。また、発達障害の子どもに適した「特別支援教育」を実践する学校や学級も増えています。まずは、もっとも身近にいる家族が発達障害を正しく理解し、一つの「個性」ととらえてあたたかく見守っていくことが、子どもの健やかな成長を促します。

発達障害のある子どもは〝生きづらさ〟を抱えている

発達障害のある子どもは、特性ゆえに人間関係がうまく築けなかったり、必要以上に叱られたり、いじめを受けるなど、さまざまな生きづらさを抱えている場合が少なくありません。

ADHDの子どもは同じことで何度も叱られる

発達障害の特性のあらわれ方には個人差がありますが、ADHDの子どもは三～四歳ごろからほかの子どもとの違いに気づくことが多くなります。じっとしていない、話を聞かない、片づけができないなど、困った行動が目につくようになるからです。また、話し言葉が不十分で、ほかの子どもとうまく関わることができず、すぐに手が出てしまい、乱暴な子どもと受け取られてしまうこともあります。

さらに小学校に上がると、席についていられない、朝礼などで並んでいられない、思いついたことをすぐ口にする、物をすぐになくす、忘れ物が多いなどの問題行動が随所に見られるようになります。

そうした子どもの言動や行動を目の当たりにすれば、親は注意をしたり、ときには強く叱ってしまうでしょう。集団生活に慣れ、ルールを覚えることで、だんだん落ち着いてくる場合もありますが、「不注意」「多動性」「衝動性」の特性自体がなくなったわけではありません。同じ失敗を何度も繰り返し、親から何度も叱られたり呆れられたりしているうちに、「自分はダメな子」という劣等感が芽生えてくることが少なくありません。

ASDの子どもは人間関係でつまずきやすい

ASDの子どもが、ほかの子どもと比べて「少し変わっているかな?」と感じ始めるのは、「言葉の遅れ」や「共感を示さない」などがきっかけとして挙げられます。たとえば、子どもの名前を呼んでも振り向かない、「パパ、ママ」など意味を持つ言葉が口から出ない、視線を合わせようとしないといった行動がしばしば見られます。

また、一人でいることを好むのもよく見られる特徴で、だれかと一緒に遊ぶより一人で遊ぶことを好んだり、一つのものに執着して、それを手に取るとほかのものが一切目に入らなくなるということもあります。これらは「社会的やりとりの障害」「コミュニケーションの障害」「こだわり行動」という特性からくるものですが、小学校に入学して集団で行動する機会が増えると、より目立つようになります。

ＡＳＤの子どもは、基本的に他人にあまり関心を持たないのですが、特性からくる独特の言動や行動ゆえに、周囲の子どもから変な目で見られたり、意地悪をされたりする場合があり、居心地の悪さを感じやすくなります。

LDの子どもは劣等感を抱きやすい

ＬＤは、「聞く」「話す」「読む」「書く」「計算する」「推論する」という六つの能力に困難がある状態をいいます。そのため小学校入学以降に障害に気づくケースが多くなります。

知的な遅れはなくても、「言葉がスムーズに出ない」「音読がうまくできない」「文字を正しく書けない」「繰り上がり計算ができない」などの特性から、授業についていけなかったり、友だちとうまくコミュニケーションがとれなかったりするため、クラスの中で浮いた存在になってしまう場合があります。

そうしたことから、特定の科目への苦手意識、「頑張っているのにできない」という苦しみ、劣等感などを抱えやすいといえます。

QOLを低下させる、感覚過敏

また、発達障害のある子どもは、感覚過敏を併せ持っている場合が多いといわれています。視覚過敏、聴覚過敏、嗅覚過敏、味覚過敏、触覚過敏などの種類があり、たとえば、蛍光灯やスマホ画面の光を見ると痛みを感じる、サイレンや車のクラクションの音が異様に大きく聞こえる、特定の食べ物のにおいを受けつけない、他人に触られるのが不快など多岐にわたります。

ふつうの人にとっては何でもないことでも、感覚過敏があることで外出できなくなったり、具合が悪くなったり、中には寝込んでしまう場合があり、ＱＯＬ（生活の質）をいちじるしく低下させる要因となります。

COLUMN 1

思春期に抱き始める違和感

発達障害のある子どもが、「ほかの子と違う」ことをはっきりと意識し始めるのは、思春期のころだといわれています。

思春期とは、心身ともに子どもから大人へと変化する時期のことで、男の子なら声変わり、女の子なら初潮を迎える10～12歳ごろから始まります。だれでもこの年頃になると、まわりの人が気になり始めます。これは「自分は何者なのか」を知ること、つまり自己同一性（アイデンティティ）を確立する上で大変重要なことです。

発達障害のある子どもも同様に、自分とほかの子との違いを認識し始めますが、自分は「ほかの子と同じようにできない」ことに違和感を抱く場合が多いのです。

思春期には、ふつうの子どもでも「どうしてうまくできないんだ」「自分はまだまだだ」などと自己評価が低くなったり、劣等感を抱いたりしやすくなるものです。発達障害のある子どもの場合は、それに加えて小さなころから「ダメよ」「どうしてできないの」などと、親や先生から注意や叱責を繰り返し受けています。そのため、ほかの子どもとの違い（異質性）を「自分はダメな人間」と思い込んでしまう可能性があるのです。

たとえ特性があっても、得意なことや好きなこと、だれにも負けない長所は必ずあるはずです。親や先生は、子どもができないことや苦手なことがあるから、ほかの子どもより劣っているのではなく、得意も苦手も含めて「個性」だということを教えてあげることが非常に重要です。

もし、子どもの苦手や欠点ばかりに目が行き、それを指摘し続けてしまうと、子どもの自己肯定感は低下し、さまざまな「二次障害」の芽を育ててしまうことにもなりかねません。

第2章

発達障害の二次障害はなぜ起こるのか

発達障害があると、その症状や問題行動とは別の「二次障害」が起こりやすいことが知られています。二次障害とはどのような状態をいうのか、どうして起こるのか。まずは種類や原因を正しく理解しておきましょう。

発達障害の「二次障害」とは何か

発達障害に対して周囲からの理解が乏しいと、子どもは注意や叱責、無視などを受け続けるおそれがあります。それが引き金となって「二次障害」を引き起こす場合があります。

特性＋後天的要因によって起こる二次的な障害

発達障害のある子どもには、さまざまな特性があります。それによって日常生活や学習、人間関係など、さまざまな場面で起こることは「一次的な問題」です。一方、その特性に起因して、本人が受ける過剰なストレスやトラウマなどが引き金となって起こる二次的な問題を「二次障害」といいます。

二次障害が起こりやすいとされる時期が二回あります。まずは、小学

二次障害の症状

二次障害は、身体面、精神面、行動面など広範囲にあらわれます。

❶身体的な症状（心身症や自律神経症状）

- ◆頭痛
- ◆腹痛
- ◆食欲不振
- ◆不眠
- ◆嘔吐
- ◆過呼吸症候群
- ◆頻尿・夜尿症　など

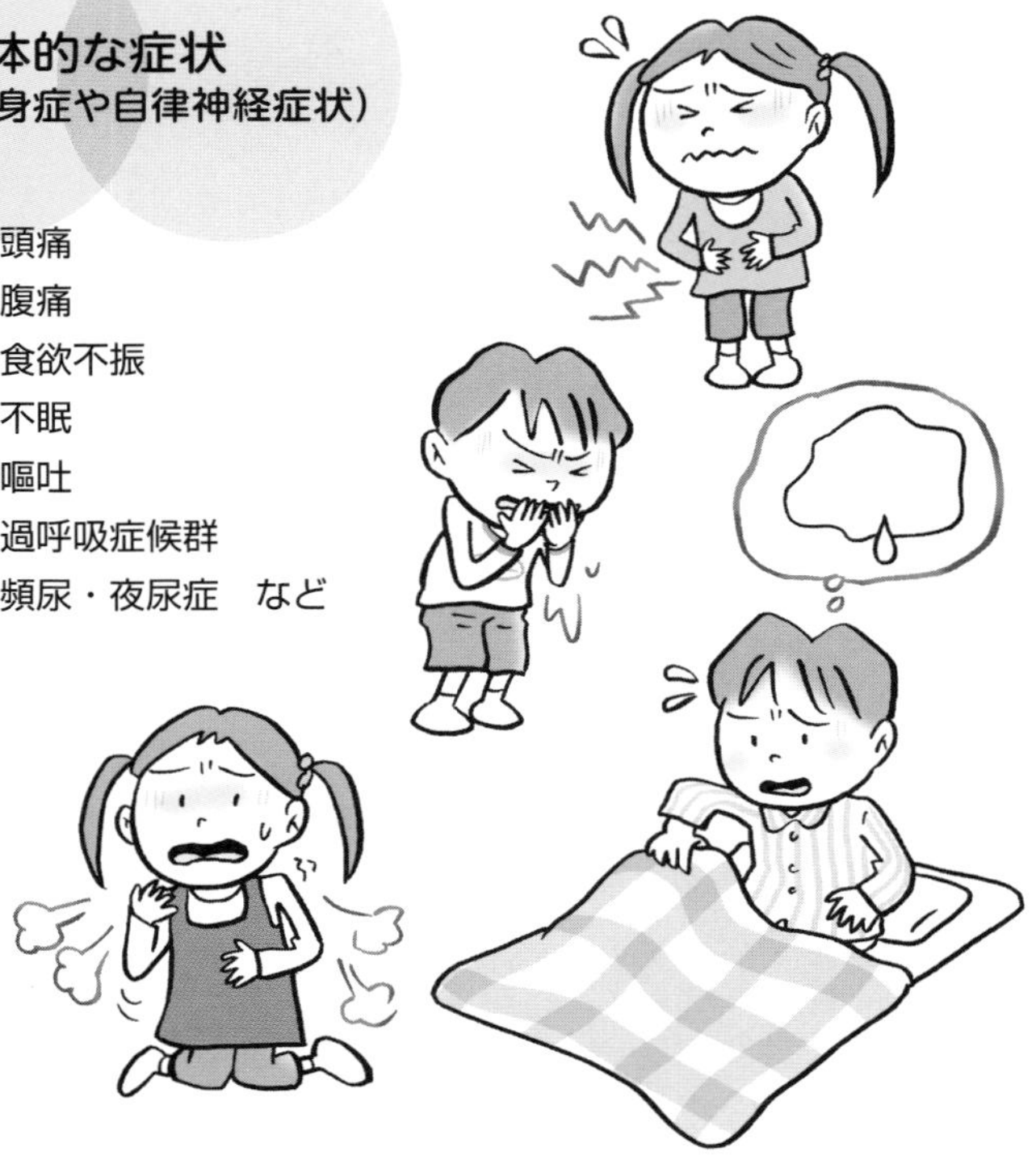

校に上がってすぐのころです。保育園や幼稚園などで集団生活を送る中で、子どもの「ほかの子と比べて少し変わったところ」が徐々に見えてきますが、小学校に入学するといよいよその特性が明らかになり、周囲とうまくいかなくなって発現するというケースです。

二回目のピークは、小学校高学年から中学校にかけてのいわゆる思春期です。思春期のころは、男女ともに心身にさまざまな変化が起こり、他人のことが気になり始めます。そうした中で、友だちづき合いがうまくできなかったり、授業についていけなくなったり、スポーツが苦手だったりして、成功体験を積み重ねることができずに、自己肯定感（自分の価値や存在意義を肯定できる感情）が低下しがちです。

こうした要素が引き金となって、二次障害は起こります。

❸行動面の問題

◆強い反抗
◆不服従
◆不登校
◆ひきこもり
◆挑戦的な行動
◆暴言・暴力
◆破壊行動
◆校内暴力
◆家庭内暴力
◆いじめ
◆非行　など

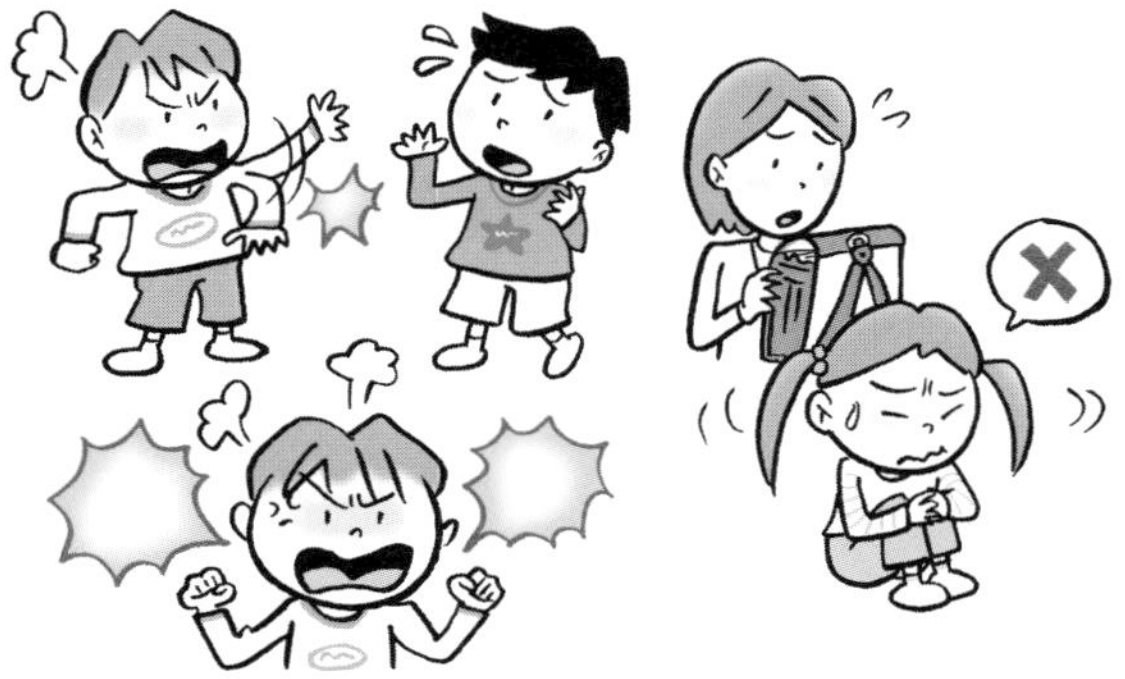

❷精神的な症状（うつ症状）

◆過剰な不安や緊張
◆不機嫌
◆意欲減退
◆無気力
◆抑うつ気分
◆対人恐怖　など

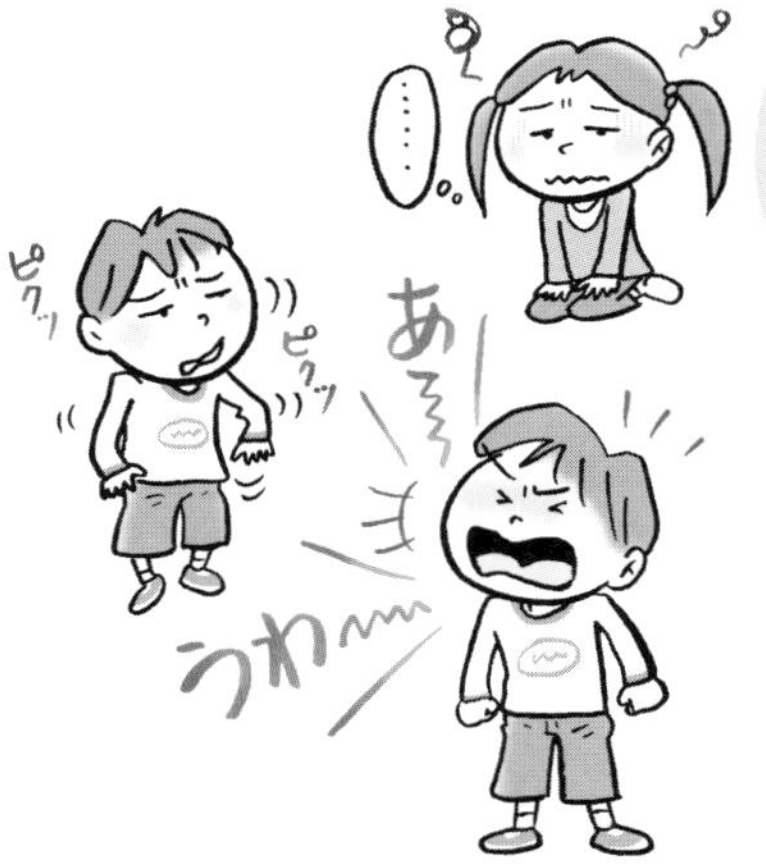

❹その他の問題

◆チック症（男の子に多い）
◆脱毛癖（女の子に多い）
◆爪噛み
◆貧乏ゆすり
◆トュレット症候群（重症のチック症）　など

二次障害は、なぜ起こるのか

発達障害のある子どもと親との関係、周囲との関係、特性による生きづらさなど、さまざまな要因が重なることで、二次障害は引き起こされます。

親との関係性が影響

二次障害は、発達障害の特性からくるさまざまな困難や問題行動などにより、自己肯定感が低下した結果、引き起こされることが多いのは前述の通りです。しかし、二次障害があらわれるまでには、その子どもを取り巻く環境、とくに親との関係が大きく関わっています。

たとえば、特性ゆえにさまざまな問題行動を繰り返すことに手を焼き、親がそのたびに子どもを強く叱責していたとします。すると子ども

【二次障害を引き起こす要因】

親が障害を認めない、障害に対して無理解

- 子どもを強く叱責する
- 子どもに否定的な態度で接する
- ネグレクト・虐待

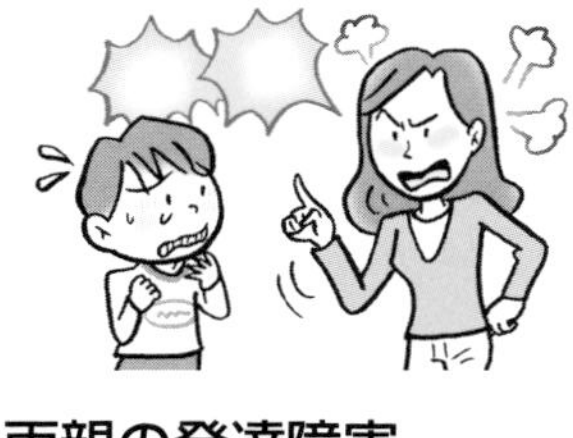

両親の発達障害

- 親に発達障害がある
- 親がうつなど精神疾患を患っている

学校のサポート体制の不備

- いじめを受けている
- 仲間外れにされる

家族関係の悪さ

- 両親の関係がよくない
- きょうだい間で葛藤がある
- 祖父母と両親との不和

生活習慣の乱れ

- 昼夜逆転など睡眠リズムの乱れ
- 食生活の乱れ

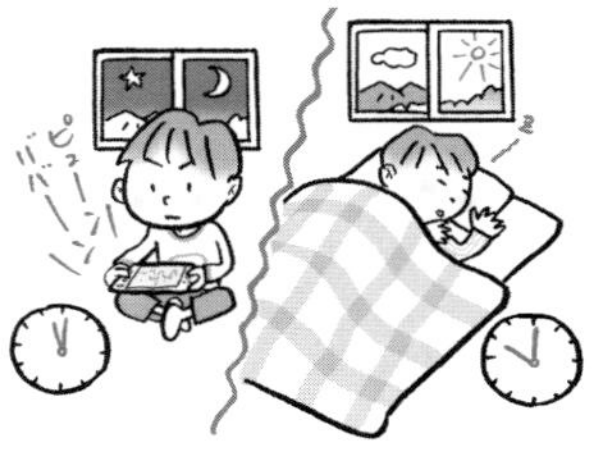

地域社会での孤立

- 地域の中で孤立している
- 同級生の親からの陰口や嫌がらせ

二次障害を招く負のスパイラル

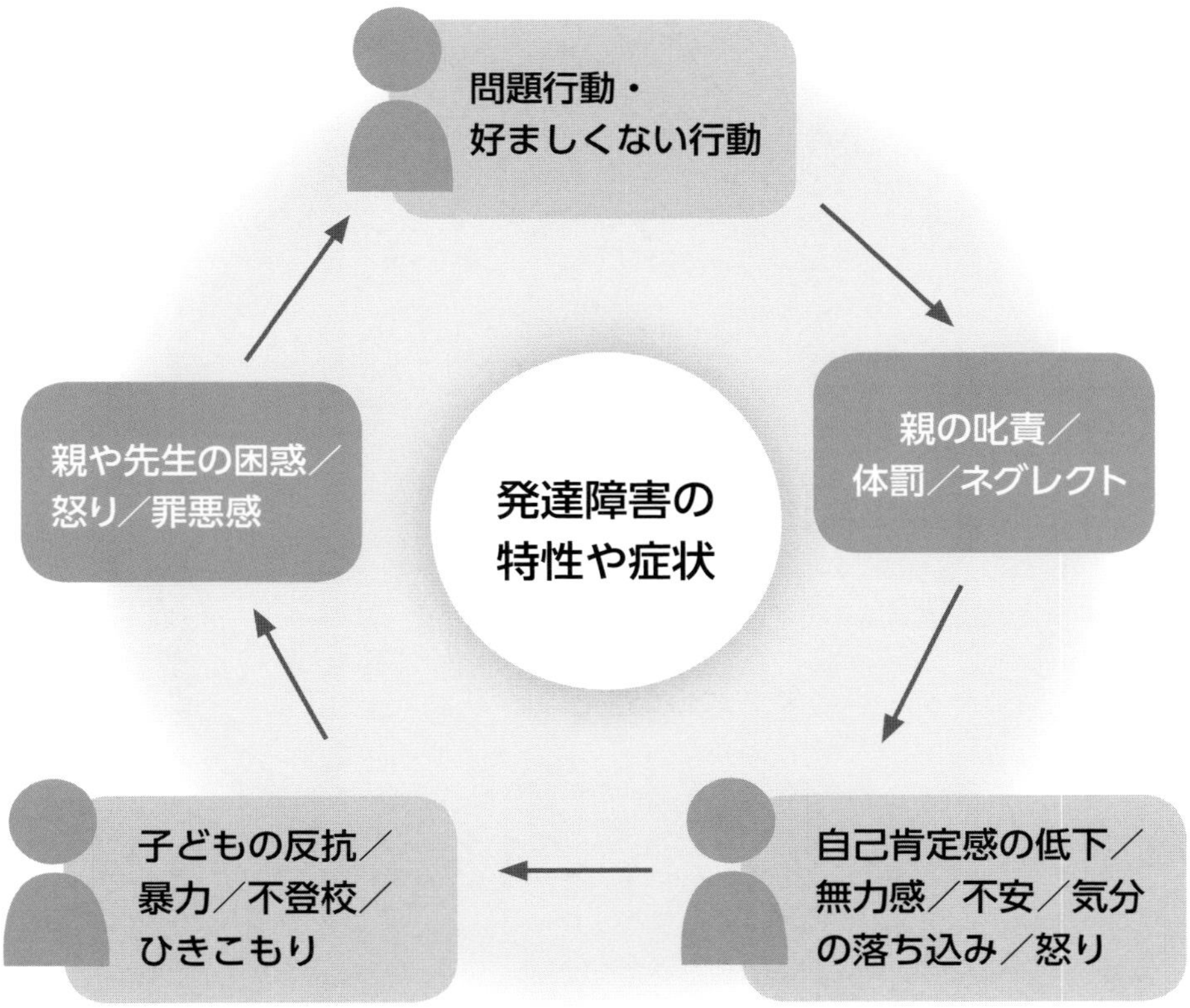
発達障害の
特性や症状
問題行動・
好ましくない行動
親の叱責／
体罰／ネグレクト
自己肯定感の低下／
無力感／不安／気分
の落ち込み／怒り
子どもの反抗／
暴力／不登校／
ひきこもり
親や先生の困惑／
怒り／罪悪感

は日々傷つき、わかってもらえないつらさや否定的な感情が積み重なっていきます。そうした期間が長くなればなるほど、子どもの心身はダメージを受け、二次障害のリスクが高まります。

また、子どもの発達障害を親が認めようとしなかったり、無理解であるケースも考えられます。子どもの気になる行動にも見て見ぬふりをしたり、「自分の子どもではない」と養育をしなかったり、虐待を加えてしまう親も中にはいます。その結果、子どもの感情や行動にゆがみが形成され、そのゆがみが発達障害の特性と相まって、二次障害を誘発する可能性は低くありません。

学校の先生との関係もそうです。先生が特性のある生徒を持てあまし、繰り返し叱責したり、逆に無視したり、ほかの生徒と明らかに異なる接し方をしていると、先生と子どもとの関係だけでなく、ほかの子どもとの関係性にも影響を及ぼします。そうしたことが学校での反抗的態度や暴力、不登校やひきこもりの引き金になる場合もあります。

つまり、子どもの心をゆがませるか、ゆがませないかは、周囲の大人の接し方が大きなカギを握っているといえます。

特性によってなりやすい二次障害 ADHD

発達障害の中でも、ADHDの子どもは二次障害を引き起こすリスクが高い傾向にあります。その原因や関連性について把握しておきましょう。

ADHDの子どもがなりやすい二次障害

二次障害として引き起こされる症状や問題行動は、いわゆる精神障害に分類されるもので、発達障害のあるなしに関わらずだれにでも起こります。そして発達障害のある子どものだれもが、二次障害を起こすわけでもありません。ただ、ふつうの子どもよりも、二次障害を起こしやすい素因を持っています。

とくに、ADHDの子どもはリスクが高いといえます。ADHDには、「不注意」「多動性」「衝動性」という特性があり、物をなくす、忘れ物が多い、じっとしていない、時間が守れない、集中力が続かない、抑制がきかないなど、さまざまな問題行動が比較的小さいころから見られます。そのため長きにわたって「ダメよ」「何度言えばわかるの?」「いい加減にしなさい」などと繰り返し叱られてきているケースが少なくありません。

また、特性に対する周囲の大人の理解がないと、こうした叱責や無視

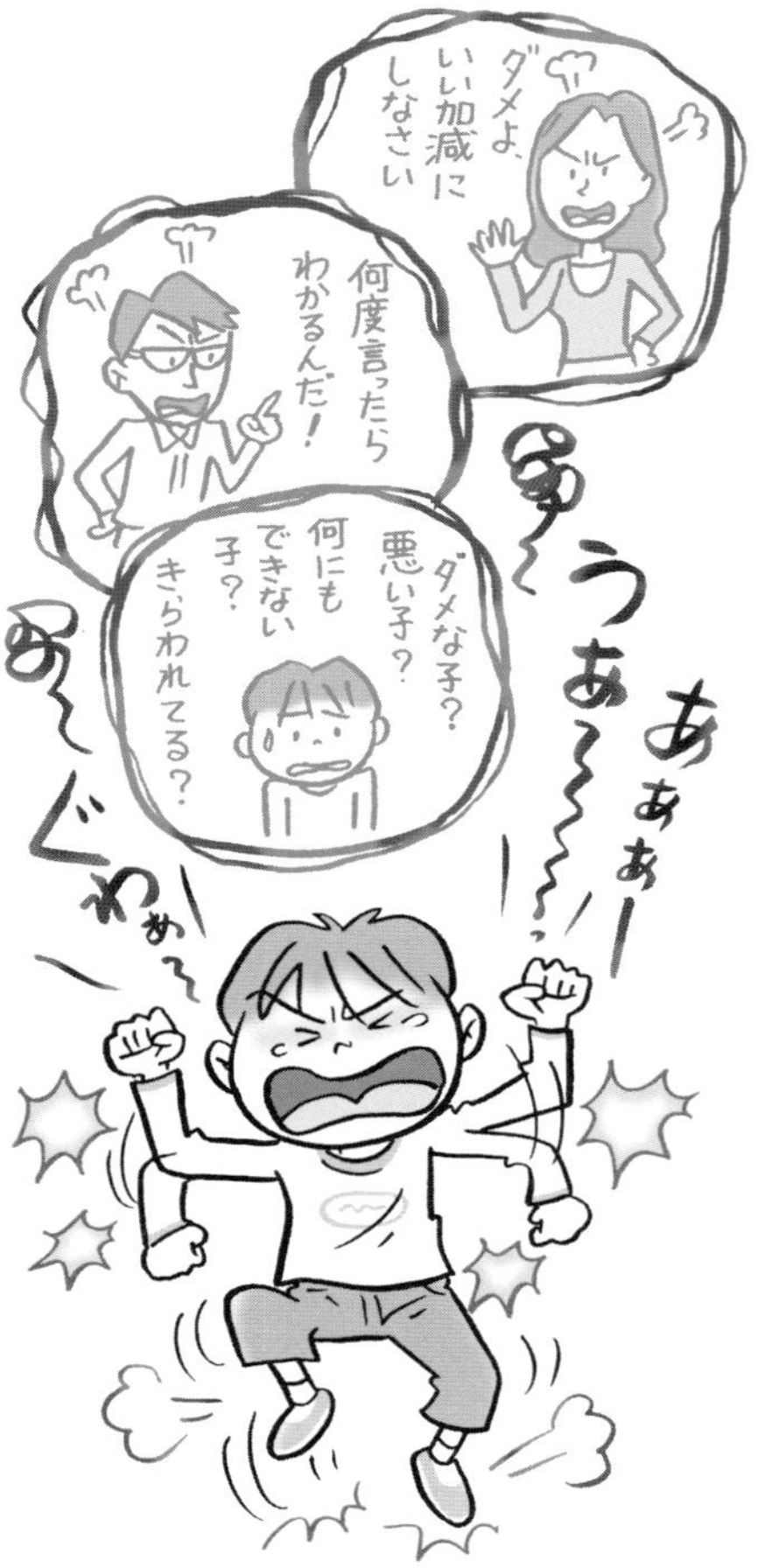

ダメよ、いい加減にしなさい
何度言ったらわかるんだ!
ダメな子? 悪い子? 何にもできない子? きらわれてる?

などを受け続けてしまい、子どもは無力感に襲われたり、自己肯定感や自尊心が持てずに、よりよい自画像が描けなくなってしまいます。

その結果、思春期を迎えるころになって、周囲に対して反抗的な態度をとるようになることがあります。その状態がさらに激しさを増すと、「反抗挑戦性障害」と診断されます。ほかにも、うそをつく、物を盗む、他人に暴力をふるう、公共物を壊すなど、社会的なルールに反する「行為（素行）障害」を引き起こすおそれもあります。

ADHDの女の子と二次障害

ADHDの特性はおもに行動面にあらわれ、男の子に目立ちやすい傾向があります。一方、女の子は行動そのものがおとなしく、性格も受動的である場合が多いため、小学校に入学するまでは特性が目立たないことが少なくありません。周囲からは「素直な子」「明るい子」と思われて、小学校入学後も得意科目では成績がよく、いわゆる優等生タイプの子も見かけます。

ところが、思春期を迎えるころになると、事情が少し変わってきます。女の子はこの年頃になると、同性だけの仲良しグループつくり、一緒に行動することが多くなります。そして女の子特有の、グループ内だけに通じる「ガールズトーク」が盛んに行われます。ガールズトークは、テーマや目的が決まっているわけではなく、さまざまな話題が目まぐるしく飛び交います。

そんなガールズトークに、特性のある女の子は違和感を抱き、ほかの子との違いを認識し始めることが多いようです。また、グループ自体にうまくなじめなかったり、会話についていけなくなったり、余計なことを言って「変な子」「空気の読めない子」と敬遠され、孤独感や劣等感を覚えることもあります。

思春期に起こるそうしたつまずきがトラウマになったり、周囲からいじめに合うなどして、不登校やひきこもりになってしまう場合があります。中にはうつ病を発症して、その後長く苦しむ人もいます。

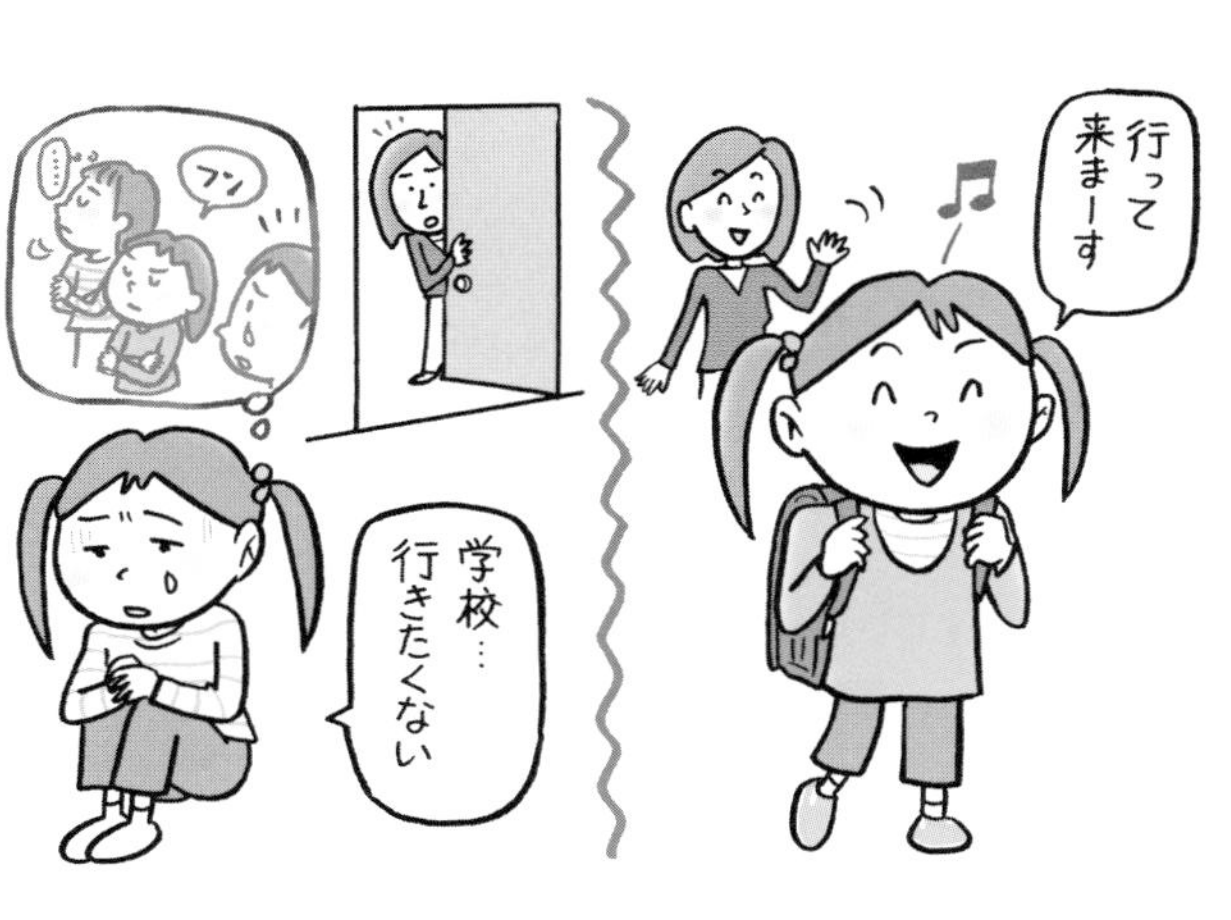

特性によってなりやすい二次障害

ASDとLD

ASDやLDの子どもは、特性のために学校生活にさまざまな困難が予想されます。そのため自己肯定感を持ちにくく、二次障害のリスクも決して低くありません。

ASDの子どもがなりやすい二次障害

ASDの子どもは、人づき合いが苦手で、空気を読んで周囲に合わせることがむずかしく、こだわりも強いという特性があります。こうした特性ゆえに、ASDの子どもは周囲から理解されにくく、同世代の子どもからからかわれたり、仲間外れにされやすいなど、さまざまなストレスを抱えています。

また、できることとできないことがはっきりしていることから、学校の勉強においても得意と苦手がはっ

ASDの子どもが二次障害を起こすプロセス

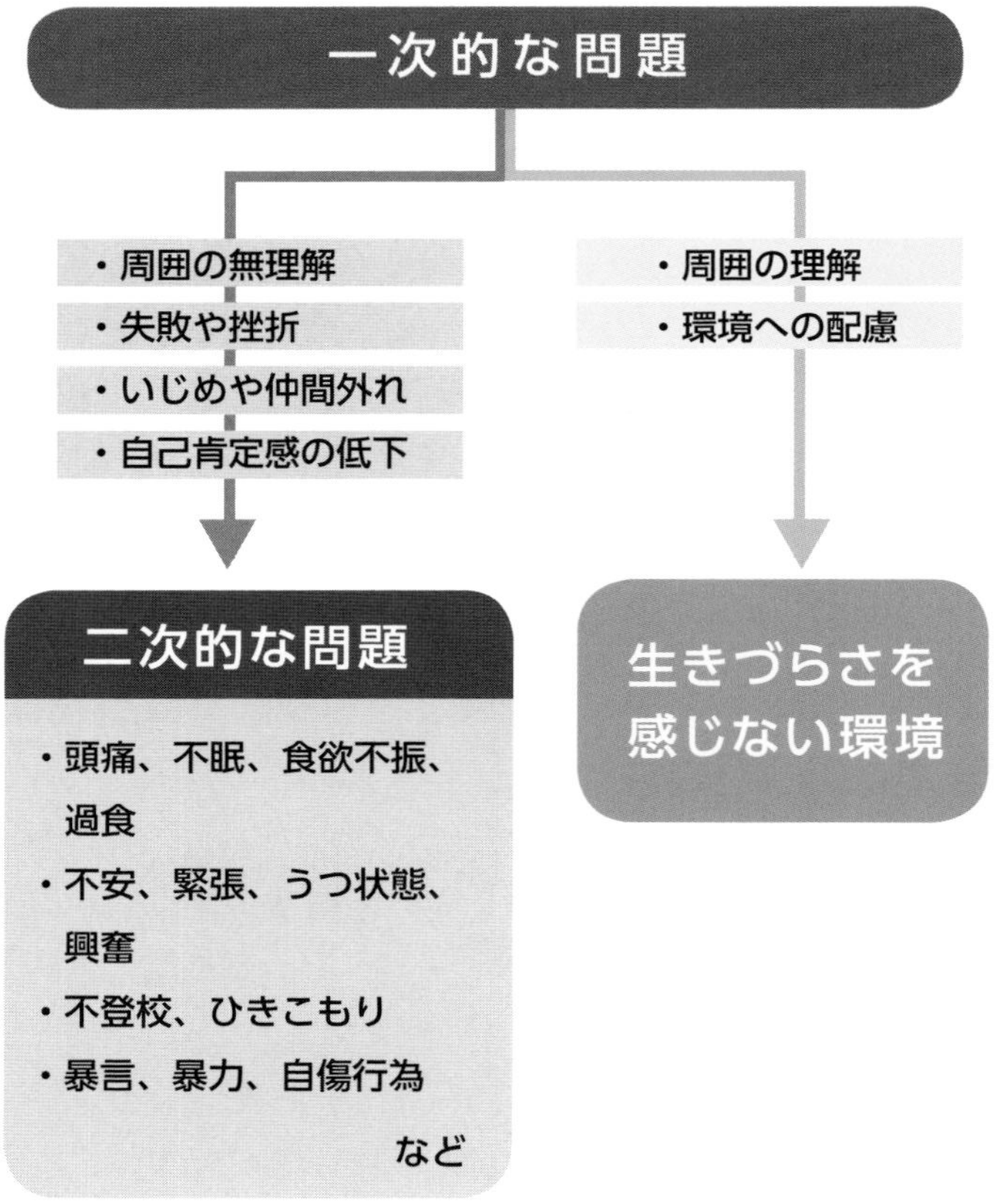

一次的な問題
・周囲の無理解
・失敗や挫折
・いじめや仲間外れ
・自己肯定感の低下
・周囲の理解
・環境への配慮
二次的な問題
・頭痛、不眠、食欲不振、過食
・不安、緊張、うつ状態、興奮
・不登校、ひきこもり
・暴言、暴力、自傷行為
など
生きづらさを感じない環境

きり分かれる傾向にあり、苦手分野では「がんばっているのにうまくいかない」「自分はダメな子」と自信を失いやすいといえます。

そのため、思春期を迎えるころになると、頭痛や不眠、食欲不振などの身体症状、不安、緊張、うつ、興奮などの精神症状が起こりやすくなります。また、そうした状況が引き金となって、不登校やひきこもり、暴力、自傷行為などに発展する場合もあります。

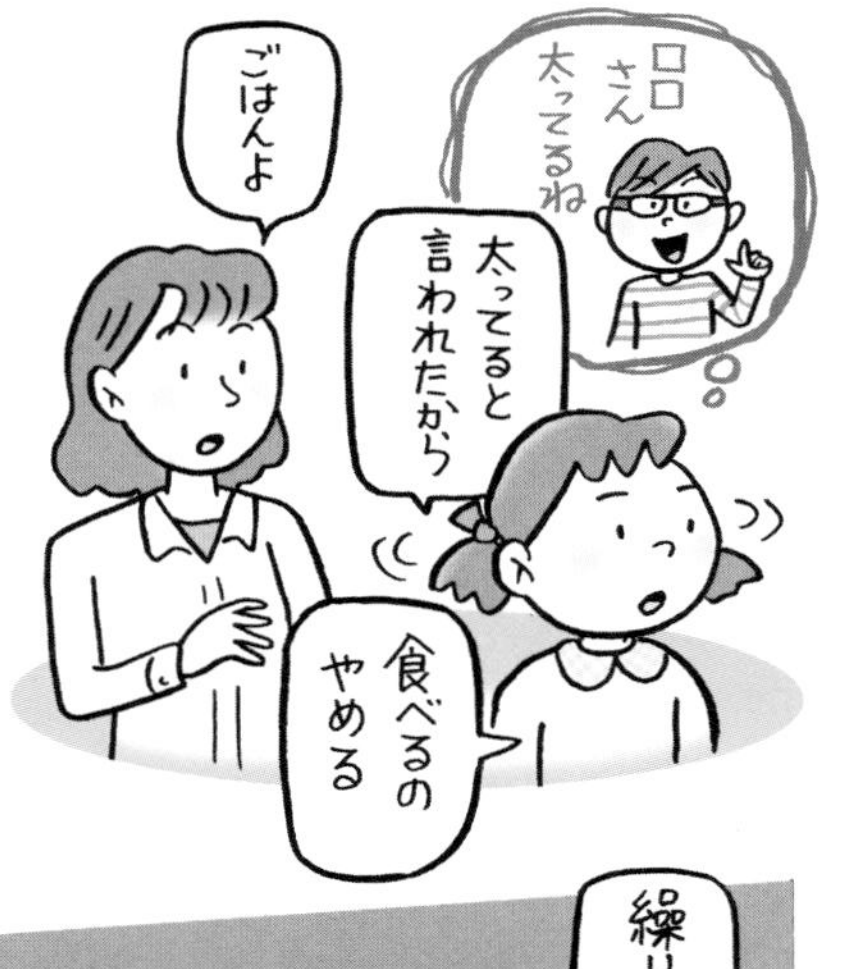
ロロさん太ってるね
ごはんよ
太ってると言われたから
食べるのやめる

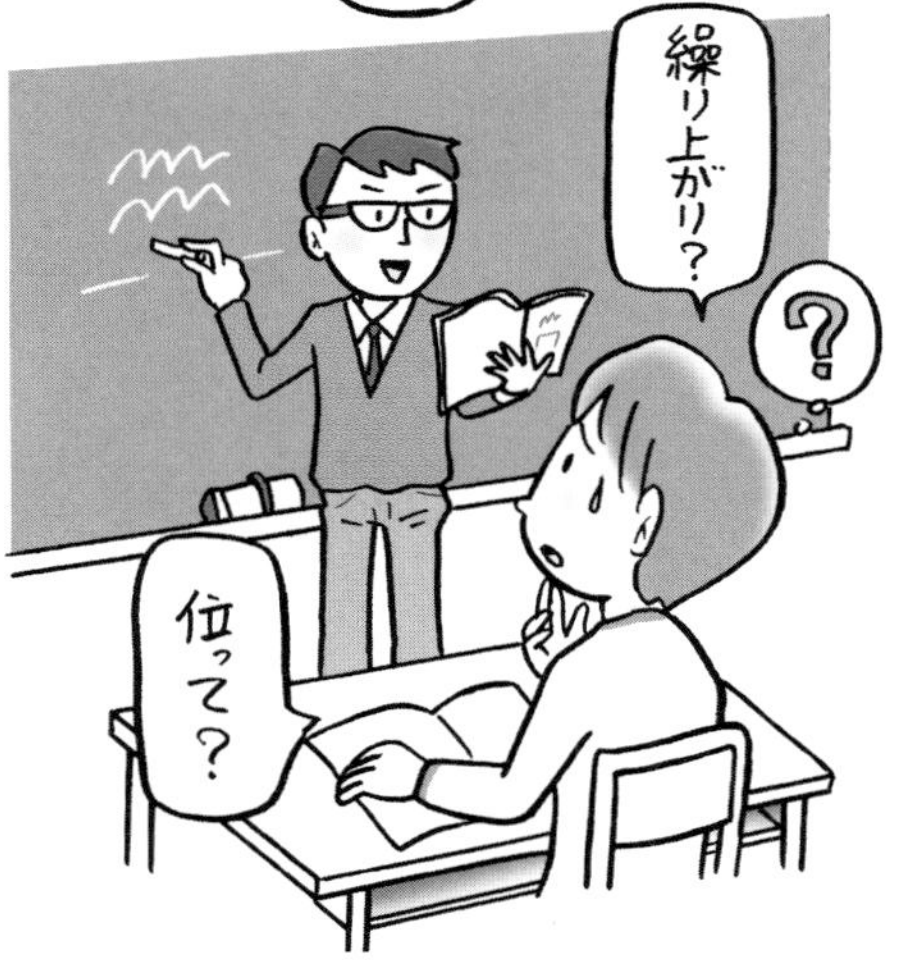
繰り上がり？
？
位って？

LDの子どもがなりやすい二次障害

LDは知的障害がないにもかかわらず、「聞く」「読む」「話す」「書く」「計算する」「推論する」という六つの能力に障害があるため、特定の学習の習得に困難があります。そのため、小学校に入学すると特性が明らかになります。

書くことは問題ないのに音読がうまくできない、筋道を立ててスムーズに話すことができない、掛け算九九の暗記は完璧なのに繰り上がり計算ができないなど、個人差はありますが、だれの目から見ても異質に映ります。そのため、クラスメートにからかわれたり、いじめられたりして悲しい思いをすることが少なくありません。

また、先生がLDに理解がない場合、その子どものせいで授業がスムーズに進まないことにイライラした態度をとったり、あるいはその子を無視してどんどん先に進めてしまうと、特性のある子どもは劣等感を抱きやすくなります。

これらの特性は自分の努力ではどうにもならないことなので、学年が上がるにつれて授業についていけなくなり、劣等感も大きくなります。そうしたことから意欲を失い、不登校やひきこもりになってしまう場合があります。

二次障害の種類［幼児〜学童初期―❶］

一般的に、二次障害があらわれるのは思春期以降が多いですが、養育環境によってそれ以前にも起こる場合があります。

反応性愛着障害

劣悪な養育環境によって生じやすい

二次障害の中で、もっとも早い段階であらわれてくるものの一つに、反応性愛着障害があります。これが起こる原因となるのは虐待や育児放棄（ネグレクト）で、乳幼児期の養育環境の安全性が脅かされた状態にあった場合、生じることが多いとされています。

反応性愛着障害には、二つのタイプがあります。

一つは、他人に対してまったく愛着行動を示さないタイプです。親から虐待を受けたり、育児放棄を受けたために、素直に大人に甘えたり、頼ったりすることができないのです。この障害のある子どもは、他人を非常に警戒していて、大人が近づいてくると目をそらしたり、抱っこされても表情を変えず、あらぬ方向を見ていたりします。また、やさしく話しかけたり、なだめたり、励ますなどしても効果がありません。また、自分や他人への攻撃性が見られる場合もあります。

もう一つは、だれかれかまわず過剰に甘えていくタイプです。相手に対して過度になれなれしく愛着を示し、さまざまな要求をしたりします。

かりに相手がその要求に応えてくれないと、それまでの要求は受け入れてもらったにもかかわらず、拒絶されたように感じてひどく傷つき、かんしゃくを起こしたり暴れたりすることがあります。

2種類ある、反応性愛着障害

脱抑制型

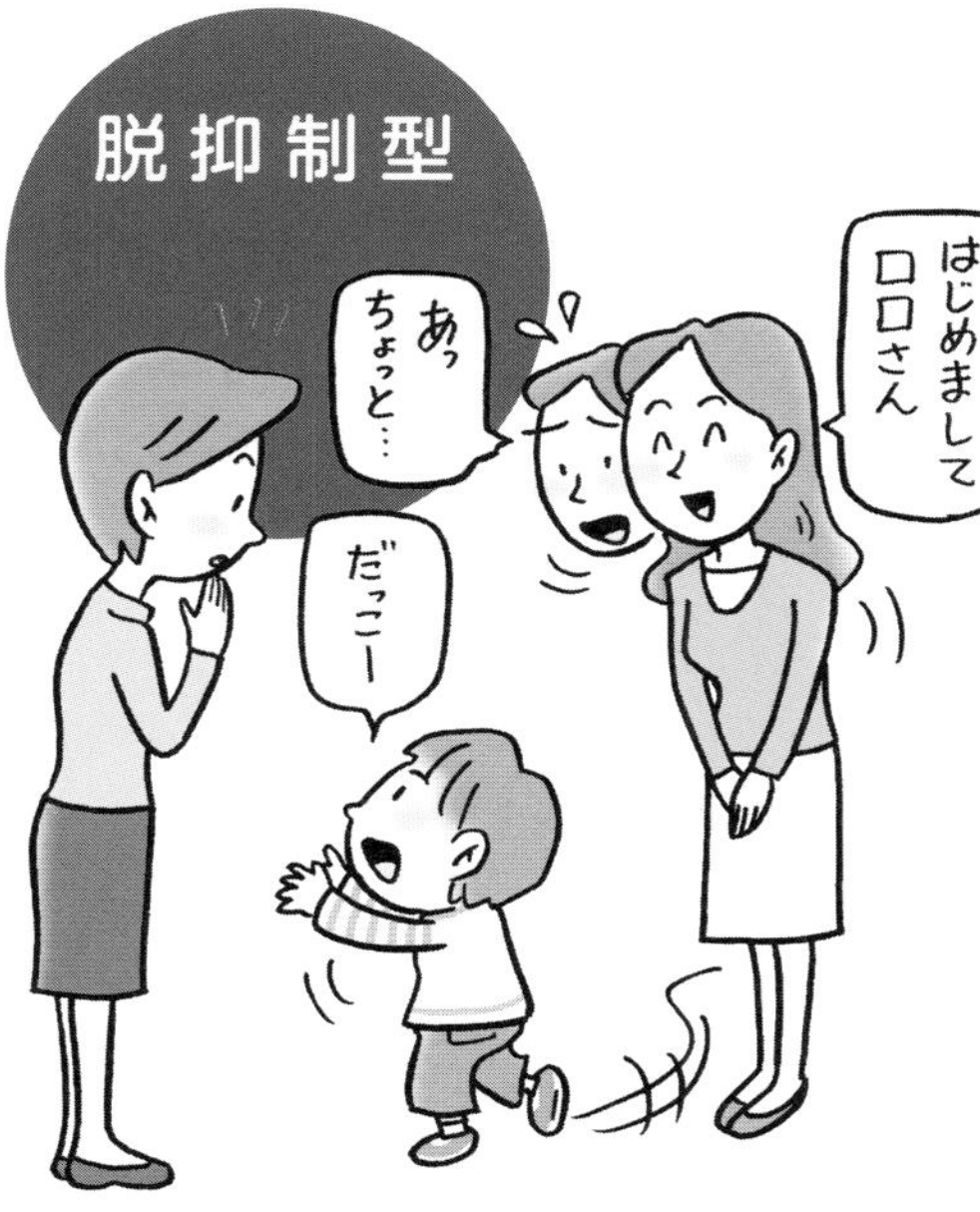
はじめまして
□□さん
あっ
ちょっと…
だっこー

他人に対して過度に甘え、なれなれしい態度をとるタイプです。初対面の人にも平気で甘えたり、抱っこやおんぶをせがむなどします。こうした行動は、ADHDの特性と似ており、区別がつきにくい場合があります。

抑制型

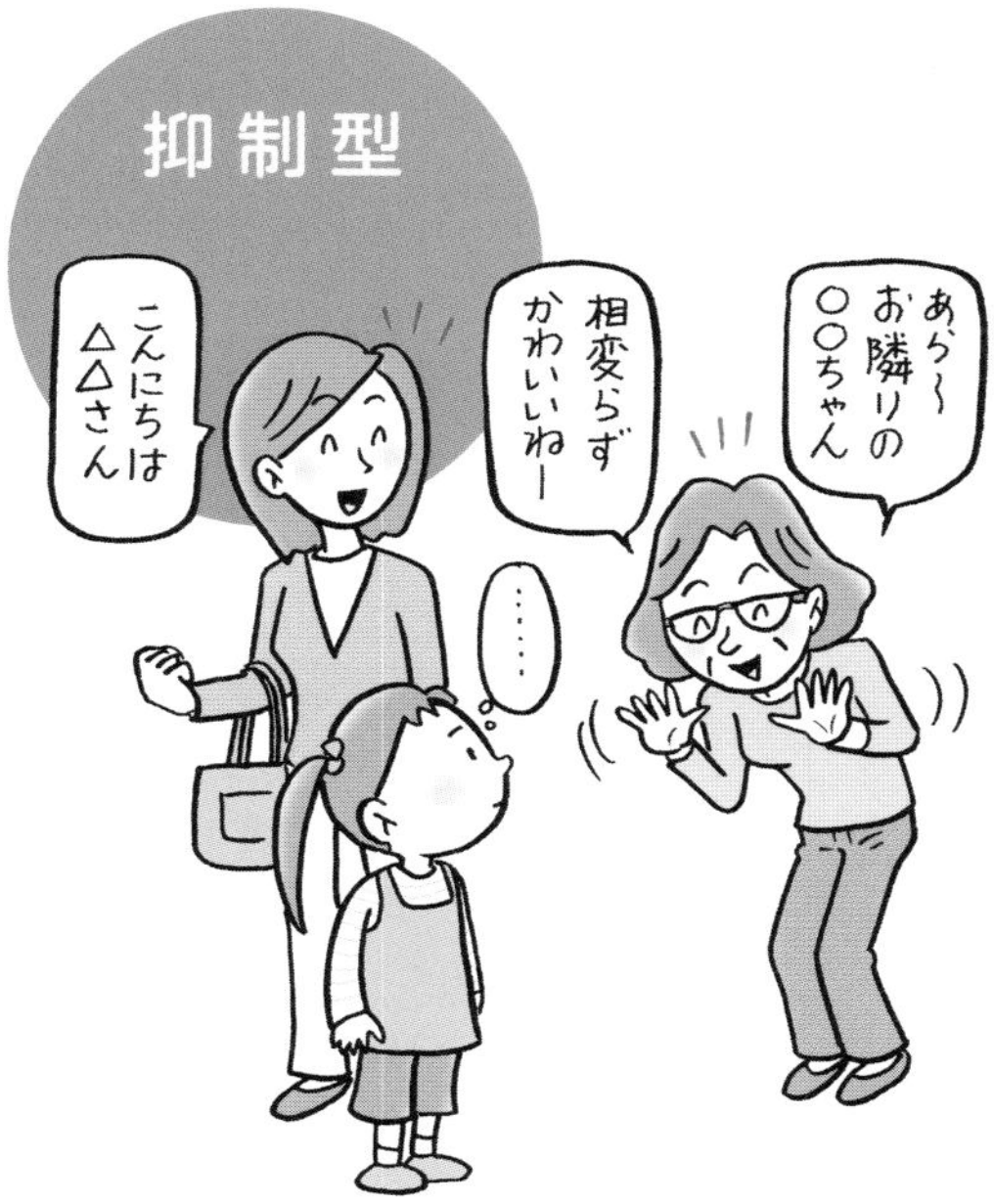
あら〜
お隣りの
○○ちゃん
相変らず
かわいいねー
こんにちは
△△さん
……

他人に対してまったく愛着を示さず、過度に警戒するタイプです。表情に乏しく、笑顔はほとんど見られず、ほかの子どもたちとも交流しようとしません。この症状はASDの特性と似ていることから、判断がむずかしいとされています。

幼児期に親子間の愛着は不可欠

愛着とは、おもに乳幼児期の子どもと親（または養育者）の間に築かれる、心理的な結びつきです。子どもと親との間に愛着が築かれると、子どもは親に甘え、依存するようになります。それが受け入れられることで信頼関係が生まれ、子どもは人と関わる楽しさや喜びを覚えて、コミュニケーションを身につけていくのです。ところが、親から虐待や育児放棄を受けた子どもは愛着が築かれません。

この障害は、発達障害のあるなしに関係なく、子どもの養育環境によって起こりますが、発達障害のある子どもは虐待を受けるリスクが高いことがわかっており、幼児期の二次障害として注意が必要です。

二次障害の種類［幼児～学童初期―❷］

幼児期に反抗したり、駄々をこねたり、泣いたりするのは、だれもが通る成長の過程です。ただ、それらが度を超えたレベルで起こる場合、二次障害の可能性があります。

反抗や反社会的行動

幼児期に見られる反抗とは程度が異なる

幼児期にはどの子どもにも〝反抗期〟があります。よくいわれるのは「イヤイヤ期」です。子どもは二～三歳になると、自分のやりたいことに体の発達が追いつかず、できない苛立ちから、何に対しても「イヤ！」と反抗するようになります。四歳くらいになると、さらに体が成長して知恵もついてくることから、わがままばかりを言う、思い通りにならないと泣きわめく、「バカ」「ウンチ」などの暴言を吐く、暴力をふるうといった行動が出てきます。個人差はありますが、子どもならだれもが通る道で、成長の過程ともいえます。

このような正常な発達と認められる反抗とは異なり、ひんぱんにかんしゃくを起こす、うそや虚言が多い、大人に対して挑戦的な悪口雑言を言う、まわりの子どもに暴力をふるうなど、より極端な反抗的行動をとるケースがあります。これはあとで述べますが、思春期以降に起こりやすい「反抗挑戦性障害」と似ています。

親への強い愛着の裏返しである場合も

ただ、幼児期や学童期に起こるこれらの激しい反抗や反社会的な行動の裏には、おもに親への強い愛着が隠れていることが少なくありません。親から十分な愛情をかけてもらえなかった状況や環境から抜け出す試みとして、そうした態度に出るのではないかと考えられています。ＡＤＨＤの子どもにも、反抗や悪態、攻撃的な行動が目立つ場合があります。しかし、それらがおさまるとケロッとして、いつもの人懐っこさを見せたりするようなら、二次障害ではなく衝動性の特性からくるものだと考えられます。

分離不安障害

ADHDやLDの子どもにあらわれやすい

分離不安障害というのは、自宅や愛着を持っている人（おもに母親）から離れることに強い不安が生じるものです。とくに、ＡＤＨＤやＬＤの子どもにあらわれやすい二次障害として知られています。

分離不安は、幼児ならだれでも起こるものです。朝、保育園や幼稚園に子どもを送り、帰ろうとすると後追いされたり、泣かれたりする経験を多くの親がするでしょう。愛着を持っている相手が自分から去っていくのを見れば、不安になるものです。ただ、こうした不安は、愛着を持った相手が自分の元に戻ってくることを学習することで治まっていきます。

ところが、分離不安障害の場合は、その不安がはるかに強烈です。家から頑として出ようとしない、母親から無理に離そうとすると泣き叫んでしがみつくなど、年齢の発達段階から想定されるレベルを超えています。そうなる要因として、幼児期に強い恐怖を感じた体験、親族やペットの死、転居など生活上のストレスなどが挙げられます。また、子ども側の要因として、たとえばＡＤＨＤの子どもが幼少のころからほめられる経験がほとんどなく、叱られてばかりいた場合、自尊心が育まれず、「そんな自分を見捨てないでほしい」という意識が働いて、発症するのではないかと考えられます。

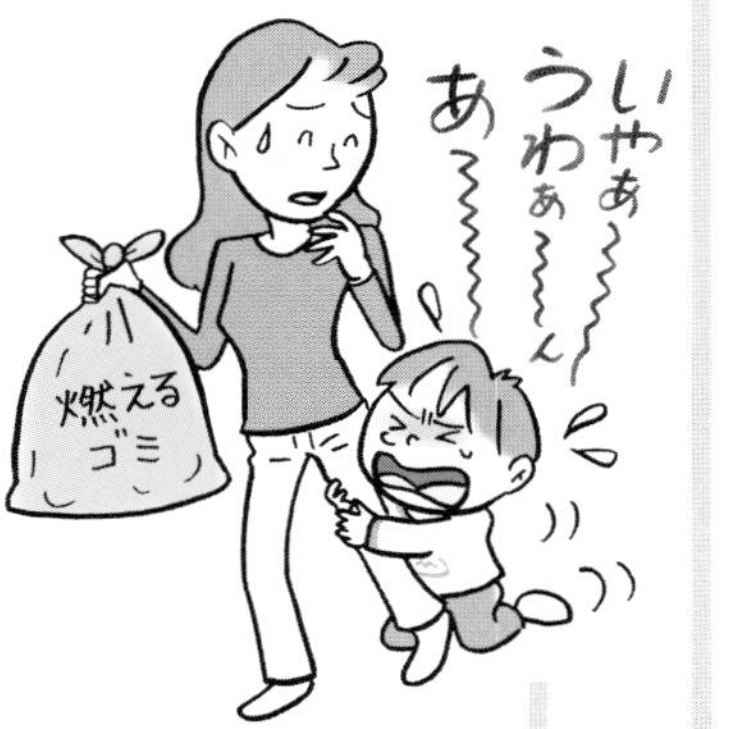

分離不安障害の子どもは、不登園や不登校になる可能性が高く、幼児返りが進行したり、母親に対して過剰に甘えたりしがみついたりするようになる傾向があります。

二次障害の種類［思春期以降―❶］

思春期を迎えるころになると、発達障害のある子どもは特性による生きづらさやストレスから、さまざまな問題行動や精神疾患を引き起こす場合があります。

不安障害

発症リスクが高い、全般性不安障害

思春期以降、発達障害のある子どもに起こりやすいといわれているのが、不安障害です。だれもが感じる正常な不安ははっきりとした理由があり、それが解決したり終了したりすれば解消します。ところが、とくに理由もなく不安になり、それが長く続いて、日常生活に支障をきたすこともあります。

そもそも特性のある子どもは、周囲からの理解が得られにくく、対人関係やコミュニケーションに問題を抱えていることが多いものです。また、ほかの子どもが当たり前にできることがうまくできず、「本人の努力不足」などと誤解されて、否定的な評価をされたり、叱られてしまうことも少なくありません。そうした体験の積み重ねから自己肯定感の低下やストレス、集団からの孤立を招き、漠然とした不安を感じやすい状況にあるといえます。

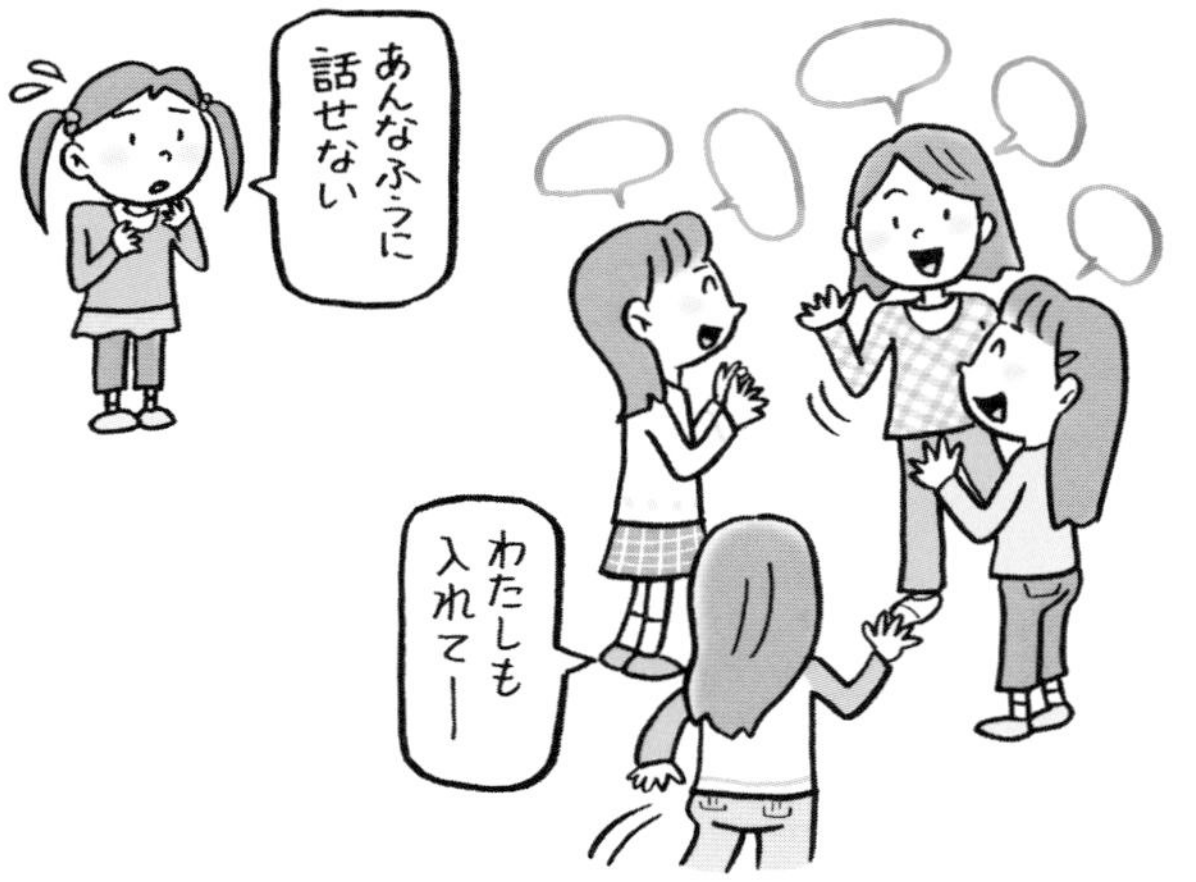

とくにＡＳＤの子どもは、成長とともに自分とほかの子どもとの違いに気づく機会が増え、〝自分だけが異質〟と感じることがあります。そこから不安な気持ちが芽生えて、不安障害を発症しやすいと考えられています。

ＡＤＨＤの子どもの場合は、満足感や達成感を感じる脳の報酬系の働きが活発なときはいいのですが、働きが低下すると不安を感じやすくなって発症するリスクが高まります。

他人の目を気にして不安になる、社交不安障害

思春期というのは、自己を確立する第一歩として「自分とは何者か」を考え始める時期でもあります。そうした中で自分と他者との違いに目が行き、自分にできないことや足りない部分に気づいて、悩んだり落ち込んだりするのはだれにもあることです。

しかし、発達障害のある子どもの場合、特性ゆえにさまざまなことがスムーズにいかない自分は、他人からどう思われているのかを過度に気にして、不安に襲われることが少なくありません。そのため、友だちや先生との交流、人前での行為など、不安や緊張が生じそうな状況を回避しようとして、「社交不安障害」を発症する場合があります。

ちなみに、以前この症状は「対人恐怖症」とも呼ばれていましたが、医学的に正式な名称ではなく、近年では社交不安障害（または社交不安症）という診断名になっています。

発達障害の中でも、とくにＡＳＤの子どもは不安が高い傾向にあるといわれています。高い不安は、できるだけ人と関わらないようにしたり、新しいことに挑戦する意欲を低下させたり、さまざまな学習の機会を奪うなど、不登校につながるおそれがあります。子どものちょっとした様子の変化を見逃さないことが大切です。

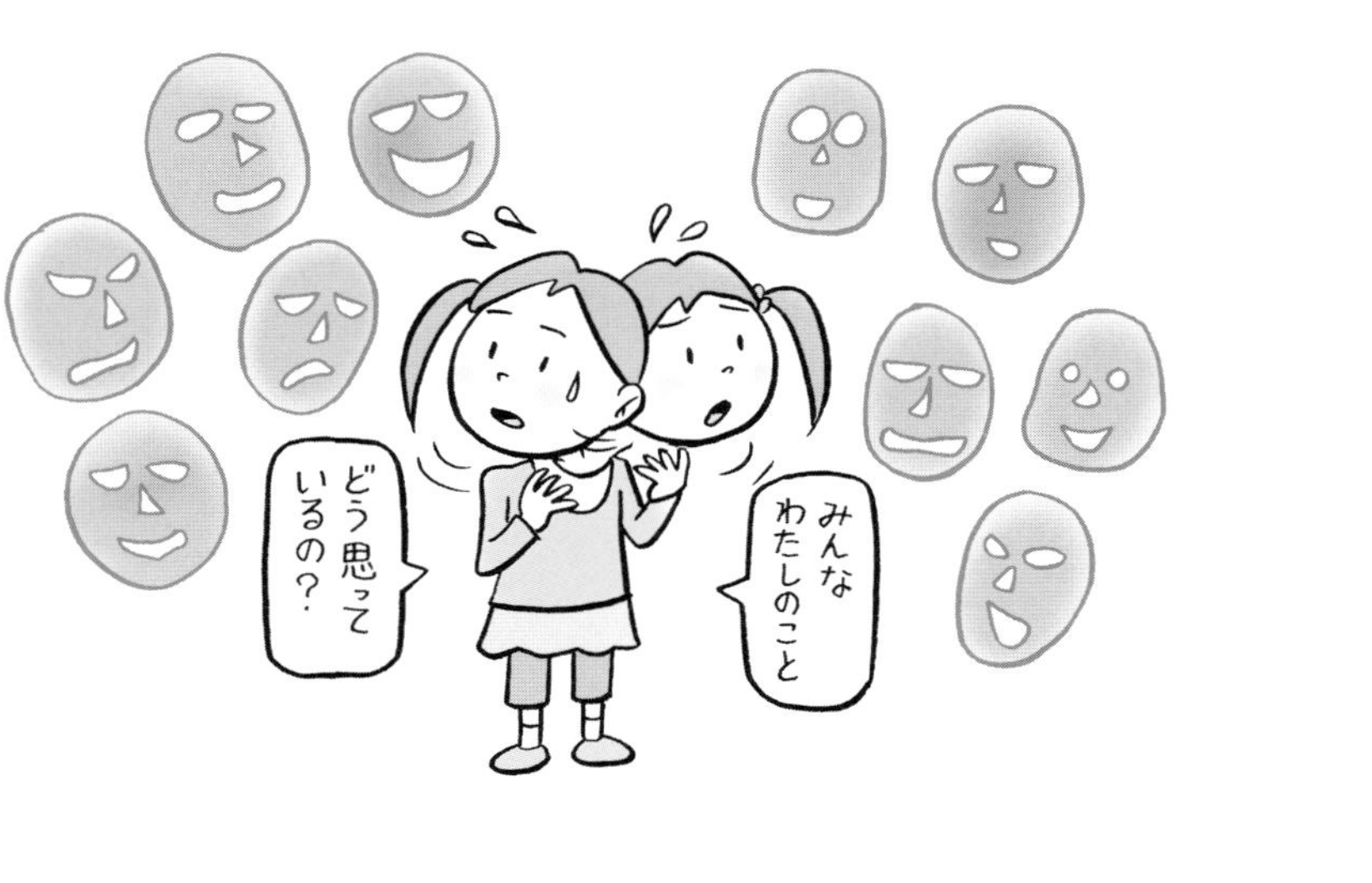

二次障害の種類［思春期以降―❷］

思春期特有の〝気分の落ち込み〟はだれにも起こり得ます。ただ、発達障害のある子どもは、その状態が長期間続き、うつ病や心身症を引き起こすことがあります。

うつ病・心身症

ASDの子どもがなりやすい、うつ病

日本におけるうつ病の生涯有病率はおよそ7・5%とされ、約一五人に一人が一生のうちに一度はうつ病を経験するとされ、けっして珍しい病気ではなくなりました。

憂うつになったり、落ち込んだりするような気分の変化はだれにもあることで、単なる感情の浮き沈みであれば問題ありません。しかし、沈んだ気分が長期間続く場合は要注意です。著しい気分の落ち込みや意欲の低下が続いて、ふだん通りの思考ができなくなり、生活に支障をきたした状態がうつ病です。

うつ病は大人の病気ではなく子どもでもかかり、おもな症状に次のようなものがあります。

■抑うつ気分

うつ病の代表的な症状で、気分がひどく落ち込む、憂うつ、過度に不安になる、落ち着かない、イライラするといった状態が続きます。

■意欲の低下

何に対してもやる気を失ってしまう状態です。それまで好きだったものに関心が持てなくなったり、趣味に興味がわかなくなったり、外出がおっくうになったりします。

■罪悪感・孤独感

外に出られない状態が続くと、罪悪感や孤独感を抱くようになり、そんな自分を責めてしまう場合があり

ます。

■思考力の低下

物事に集中することがむずかしくなり、思考力や判断力が低下します。その結果、いつもならできていたことができなくなる、感情の起伏が小さくなる、自己肯定感の低下、不安や焦りといった症状があらわれやすくなります。

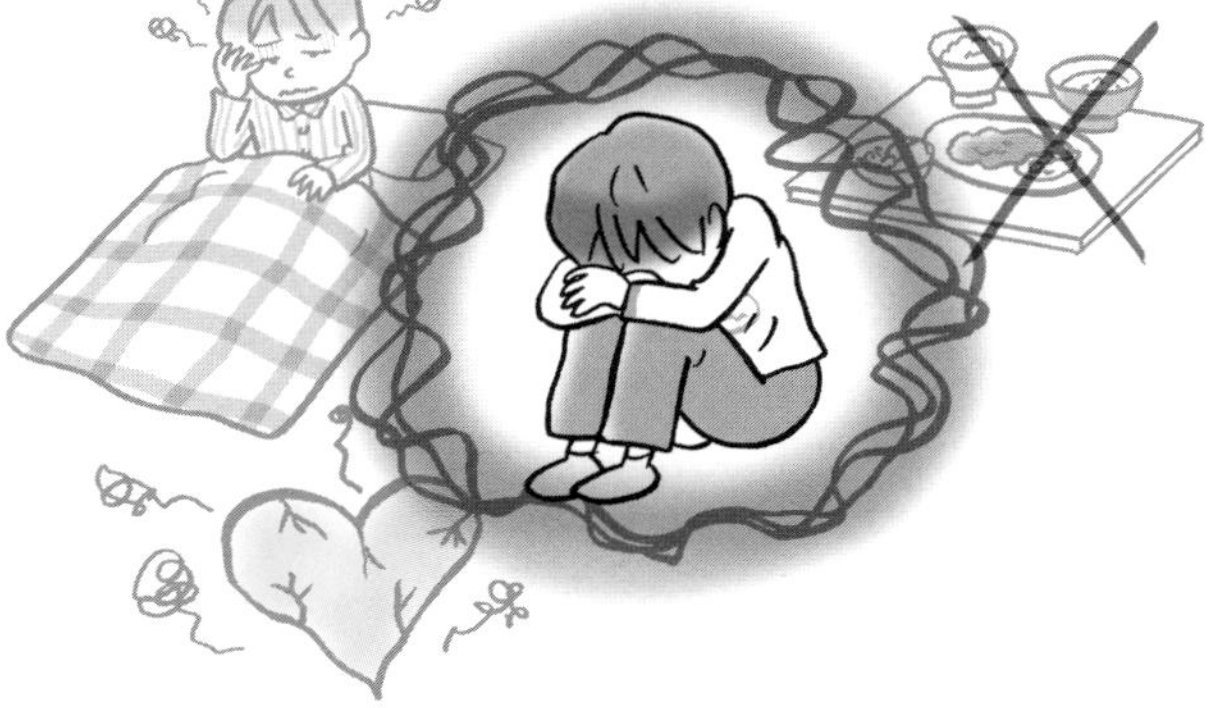

発達障害、とくにＡＳＤの子どもの場合、思春期以降にうつ病を発症するリスクが高いことがわかっています。また、早い段階でうつ病になると慢性化しやすく、大人になってから再発する可能性があります。

うつ病の症状が体にあらわれる、心身症

うつ病は、精神症状だけにあらわれるわけではありません。子どもは自分の心の状態をうまく表現できないこともあり、症状が体にあらわれるケースがよくあります。これを心身症といい、次のような症状が挙げられます。

■睡眠障害

うつ病になると、そのほとんどに見られます。眠れない（不眠）、夜中に目が覚める（中途覚醒）、早く目が覚める（早朝覚醒）、いくら寝ても眠い（過眠）などがあります。

■疲れやすい

とくに何かをしたわけではないのに、だるさや疲れを感じやすくなります。この疲労感は休憩しても睡眠をとっても回復せず、慢性化しやすいことがわかっています。

■食欲低下

意欲が低下したり、味覚がわからなくなったりして、食べることに興味がなくなり、人によっては大幅に体重が減ってしまう場合があります。

■過食

漠然とした不安やイライラのはけ口が食べることに向くと、過食に陥る場合があります。おいしいと感じて食べているとは限らないため、いくら食べても不安は解消されず、悪循環に陥りがちです。

二次障害の種類［思春期以降―③］

小さなころから繰り返し叱責や無視などを受け続けた子どもは、周囲に対して反抗的になりやすく、それが激しくなるとさまざまな問題行動に発展する場合があります。

反抗挑戦性障害・行為（素行）障害

ADHDの子どもは注意が必要

ADHDの子どもに起こりやすい二次障害の一つが、「反抗挑戦性障害」です。幼児期から学童初期にもこの障害と思われる症状や行動が起こることは前述しましたが、思春期以降に起こるのは度合いが違います。

ADHDの特性に対して周囲からの理解がないと、繰り返し叱責や無視などを受け続けてしまいます。すると子どもは無力感に襲われ、自己肯定感が低下し、いい自画像が描けなくなります。その結果、周囲に対して反抗的な態度をとるようになる場合があり、それが病的に激しくなった状態が「反抗挑戦性障害」です。

おもな症状として、次のようなものがあります。

■かんしゃくを起こす

周囲の刺激に過剰に反応し、怒りっぽく、つねにイライラしていて、しばしばかんしゃくを起こします。

■周囲に挑戦的な行動をとる

目上の人に対して拒絶的・反抗的な態度をとり、口論をけしかけるなどの挑戦的な行動を起こします。

■意地悪で執念深い

周囲の人との間で起こったできごとをいつまでも根に持ち、意地悪な態度をとり続けたりします。

■他人のせいにする

自分の失敗や無作法な態度、挑戦的な行動を、しばしば他人のせいにします。

思春期以降、多くの子どもが反抗期を迎え、わけもなくイライラしたり、怒りっぽくなったり、大人に反抗的な態度をとったりするものです。ただ、そうした態度が少なくとも六カ月以上続き、頻度が高く、程度も激しい場合は、反抗挑戦性障害と診断されます。

法に触れるような行為に至る、行為障害

反抗挑戦性障害の症状がエスカレートして、他人に暴力をふるったり、危害を与えたり、公共物を破壊するなど、法に触れるような行為に至った状態を「行為（素行）障害」といいます。

おもに次のような症状があらわれます。

■人や動物に対して攻撃的

いじめや取っ組み合いのけんか、危害を与えるおそれのある凶器の使用、強盗やひったくりなど、人や動物に対して残酷な行動を起こします。

■所有物の破壊

故意に放火したり、他人の物を破壊することで、重大な損害を与えようとします。

■うそをつく・窃盗を働く

他人の住居や建物、車などに無断で侵入する、自分の利益のためにうそをつく、他人をだます、万引きを働くなどします。

■重大なルール違反をする

親が禁止しているのに夜遅く外出したり、しばしば学校をさぼったり、家出をしたりします。

行為障害が起こる生物学的要因はまだ明らかになっていません。ただ、環境要因として、親からの拒絶や無視、厳しすぎるしつけ、身体的虐待、友人からの拒絶や暴力などの影響が大きいとされています。小さいころから叱られる機会が多くなりがちなＡＤＨＤの子どもはハイリスクであるといえます。

【行為（素行）障害の種類】

●児童期発症型

10歳までに症状があらわれ、それ以前に反抗挑戦性障害と診断されている場合が多く、症状が長びいたり、再発しやすい傾向にあります。

●青年期発症型

10歳以降に症状があらわれ、児童期発症型と比べても症状は軽く、成人になる前に治るケースも少なくありません。

二次障害の種類［思春期以降―④］

不登校やひきこもりは、だれがそうなっても不思議ではありません。しかし、発達障害のある子どもは特性ゆえに、引き起こしやすいといえます。

不登校・ひきこもり

特性＋周囲の無理解が不登校の引き金に

発達障害のある子どもは、特性ゆえにさまざまな困難を抱え、生きづらさを感じているものです。しかし、それを周囲の大人や子どもが正しく理解しているとは限りません。それだけに、特性からくる言動や行動が、「変わり者」「自分勝手」「わがまま」「なまけ者」などと誤解され、繰り返し親や先生からきびしい叱責を受けたり、クラスメートにからかわれたり、いじめにあうケースが少なくありません。

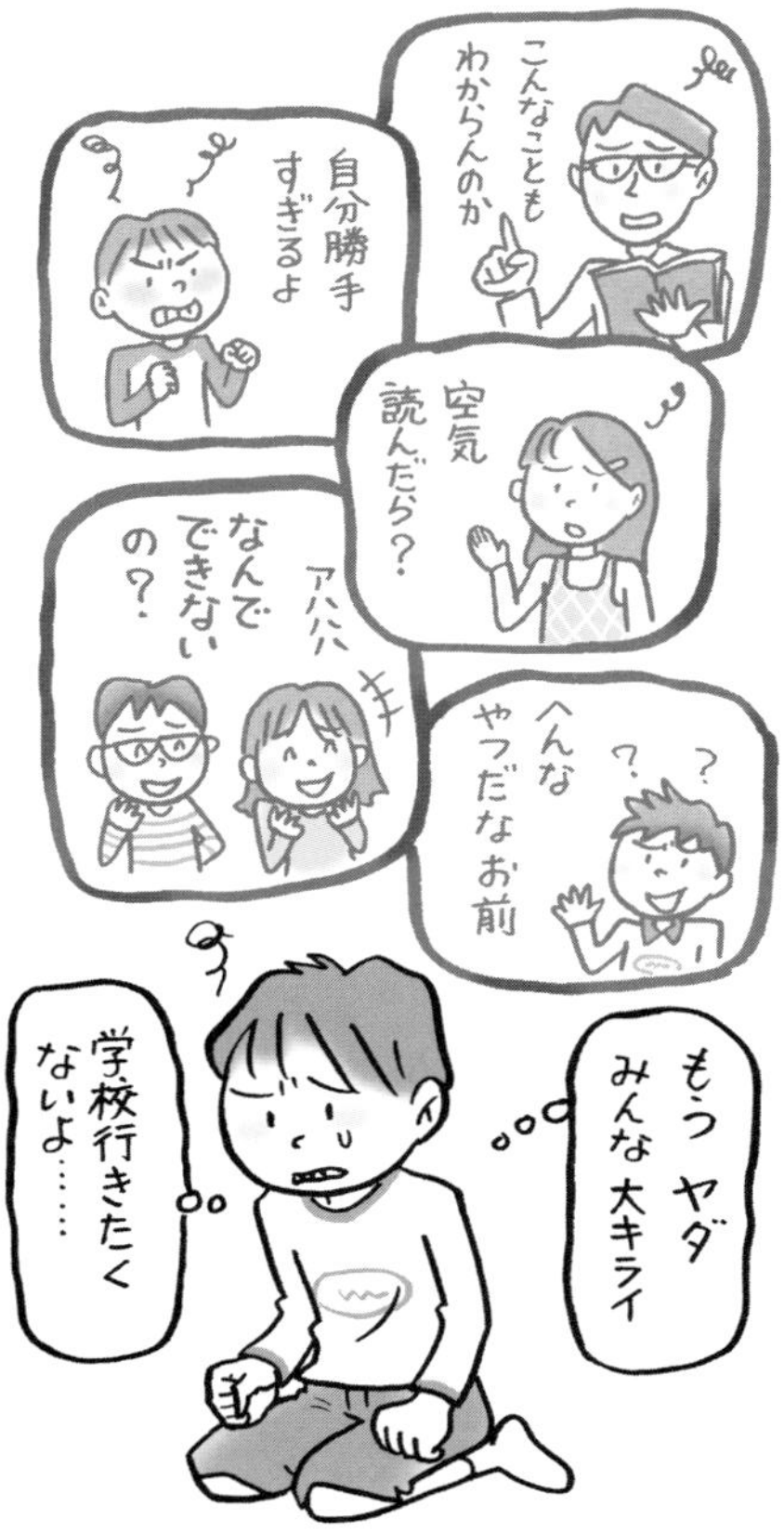
こんなこともわからんのか
自分勝手すぎるよ
空気読んだら？
なんでできないの？
アハハ
へんなやつだなお前
もうヤダ みんな大キライ
学校行きたくないよ……

また、発達障害のある子どもは総じて自己肯定感が低く、自尊心を持てないまま思春期を迎えると、漠然とした不安を抱き、劣等感、無気力感、孤立疎外感などを抱きやすくなります。

そうした要素が相まった結果、学校に行くことができなくなり、不登校となってしまう場合があります。

挫折経験を引き金にひきこもりになることも

学校にいけないというだけでなく、家族以外の人とほとんど交流せず、社会参加もしないまま、六カ月以上続けて自宅にひきこもり、その原因が精神障害とは考えにくい場合を「ひきこもり」といいます。

ひきこもりのきっかけは人それぞれですが、成績の低下、失敗体験、いじめなど、何らかの挫折経験が引き金となることが多いものです。発達障害のある子どもは、そうした挫折を数多く味わう可能性が高く、ひきこもりになりやすいといえます。

子どもが学校に行かないばかりか、家からも出ようとしないとなれば、家族にも不安や焦りが募ります。もし、子どもと親との間に円滑なコミュニケーションが築かれていないと、良かれと思ってした説得や説教、叱咤激励が一方的なプレッシャーとなり、ますます家族や社会との接点を閉ざしてしまう場合があります。

【発達障害とひきこもりの関連性】

●社会的やりとりやコミュニケーションの未熟さ

発達障害のある子ども（とくにASD）の場合、社会性やコミュニケーションが幼少のころから未熟のため、他人に自分の気持ちや考えを伝えたり、表現することができず、不適応を起こしやすい。

●感情のコントロールが未熟

感情をうまくコントロールできず、不安や落ち込み、意欲の低下などを引き起こしやすくなります。

●学業不振・成績の低下

学習の習得に困難がある場合、学業不振や成績の低下が意欲をなくさせるおそれがあります。

●生活習慣の乱れ

食事や睡眠など、基本的な生活習慣が身についていないと、学校に通うなど、規則正しい生活を維持できなくなります。

●自己肯定感の低下

思春期以降、自分に対する見方が否定的になり、劣等感や被害感情を抱きやすくなります。

●依存症

衝動性ゆえに、欲望をコントロールするのがむずかしく、ゲーム、パソコン、スマホなどにのめりこみやすくなります。

●自己認知の未熟さ

自分を客観的に認知する能力が未熟のため将来に達成不可能な夢を抱きやすい。

●不安が強い

心配性で、失敗や挫折への恐怖が強い。そのため、自分が傷つきそうなことや失敗しそうなことをやろうとせず、苦手なことは先延ばししがちです。

COLUMN 2

二次障害が起こるのは、ある意味必然？

発達障害のある子どもがなりやすい二次障害について紹介してきました。二次障害の症状の一つひとつは、特性の有無に関わらず、だれでもなり得るものです。ただ、発達障害は生まれつき脳の機能に問題があり、子どもを取り巻く環境とのミスマッチによってさまざまな困難が生じる障害です。そのため、ストレスや不適応を招きやすい素因を多く抱えていることに加え、特性が見た目ではわかりにくい場合もあり、周囲からの理解が得にくいというハンデも背負っています。

また、特性ゆえに、ほかの人が当たり前にできることができず、叱られたり、否定的な評価をされてしまうこともあります。得意と苦手が極端なせいで、できないことに対しては本人の努力不足と誤解されることもあります。これらのことが日々続くとしたら、どうなるでしょうか。

幼児期から学童初期の段階では、子ども本人がさほど気にしていなかったことも、思春期を迎えるころになると、ほかの子との違いに気づき始め、劣等感、自己肯定感の低下、孤立感を抱くようになります。成長しているからこそ、不安や悩みが深くなっていくのです。それが二次障害を招く要因となるわけですが、発達障害の子どもを取り巻く状況を考えれば、二次障害になってしまうのは、ある意味必然といえるのかもしれません。

とはいえ、発達障害のある子どものすべてが、二次障害を発症するわけではありません。周囲の理解や支援、本人の工夫次第で、回避できる場合もあります。また、たとえ発症しても適切に対処することで、軽減や回復させることもできます。

発達障害は治せなくても、二次障害を防ぐ手立てを講じることで、子どものよりよい成長を促すことができます。

第3章

二次障害のサインに気づこう

発達障害が要因となって、さまざまな二次障害が引き起こされる可能性があることを前章で紹介しました。ただ、二次障害はある日突然起こるわけではありません。子どもが発する、これまでとは違う小さな変化を見逃さないことが大切です。

子どもの小さな変化に気づくことが大事

特性による行動以上に、二次障害は周囲への影響が大きいものです。子どもの変化に早く気づいてあげることが、予防の第一歩です。

発達障害と二次障害の症状は連続性がある

前章でさまざまな二次障害について述べてきました。あらためて一つひとつを見てみると、発達障害の有無に関わらず、だれもが発症する可能性があります。ふつうの子どもでも不安や緊張を抱えて抑うつ的になったり、思春期を迎えるころになると急に言葉づかいが荒くなり、暴言を吐くようになる場合があります。

ただ、発達障害のある子どもの場合、そうした変化の根底に、特性も関わっています。失敗や挫折体験の原因となった特性が、二次障害の症状の中にも混じり込んでいて、たとえばこだわりの強い子どもの二次障害は、こだわりの強いものになりやすく、かんしゃくを起こしやすい子どもの二次障害は、感情が爆発しやすい場合が多いものです。そしてその症状は、根底にある特性以上に、周囲に与える影響が大きいといえます。

それだけに、子どもに起こった小さな変化＝二次障害の芽となるサインに、周囲の大人、とくに家族が早く気づいてあげることが、予防する上で重要になります。

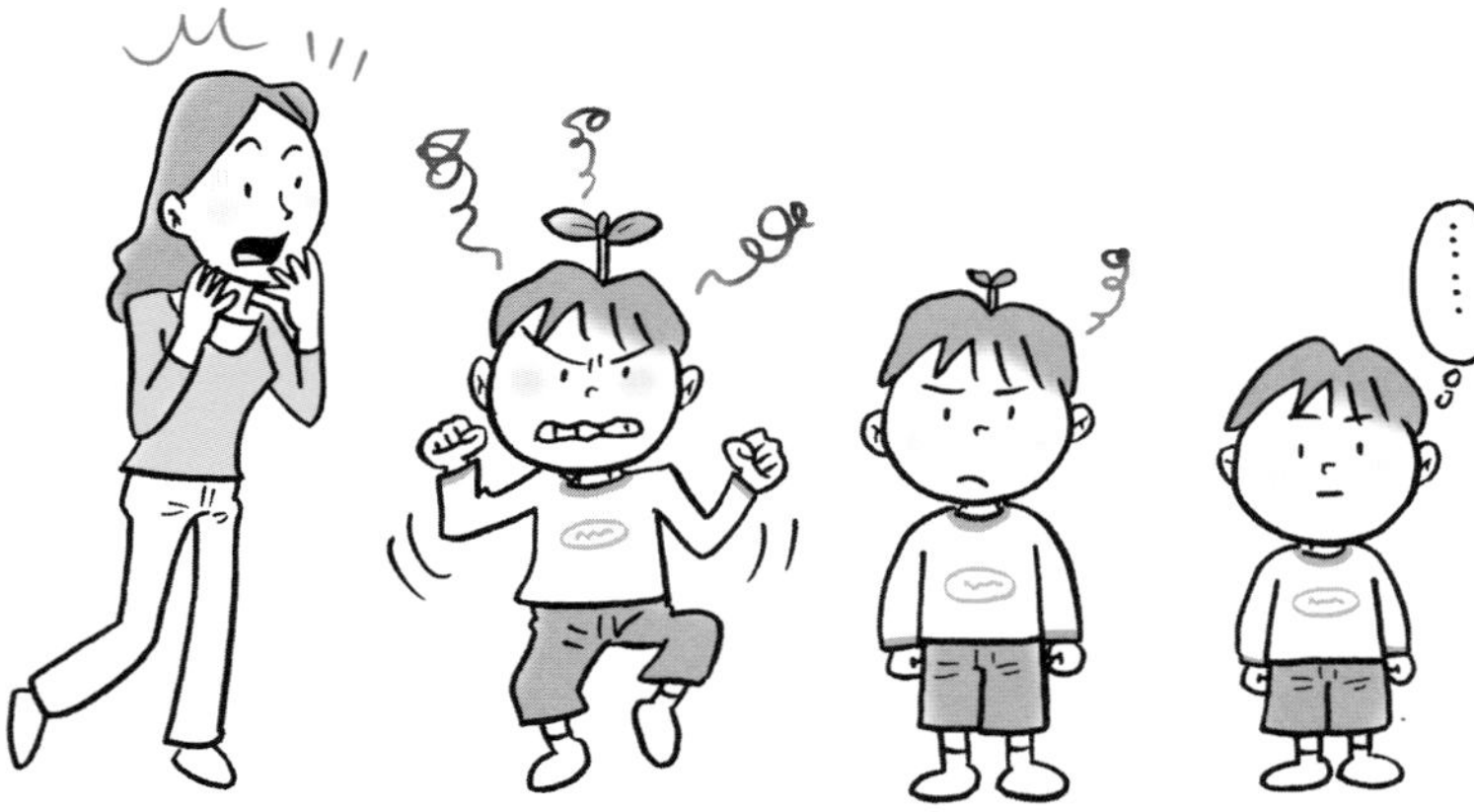

二次障害の発現は思春期以降が多い

二次障害を防ぐ意味で、気に留めておきたいのが思春期です。この年頃を迎えると、まわりの人が気になり始め、無意識に他人と自分を比べるようになります。その結果、ふつうの子どもでも劣等感を抱いたり、自己評価が下がりやすくなります。

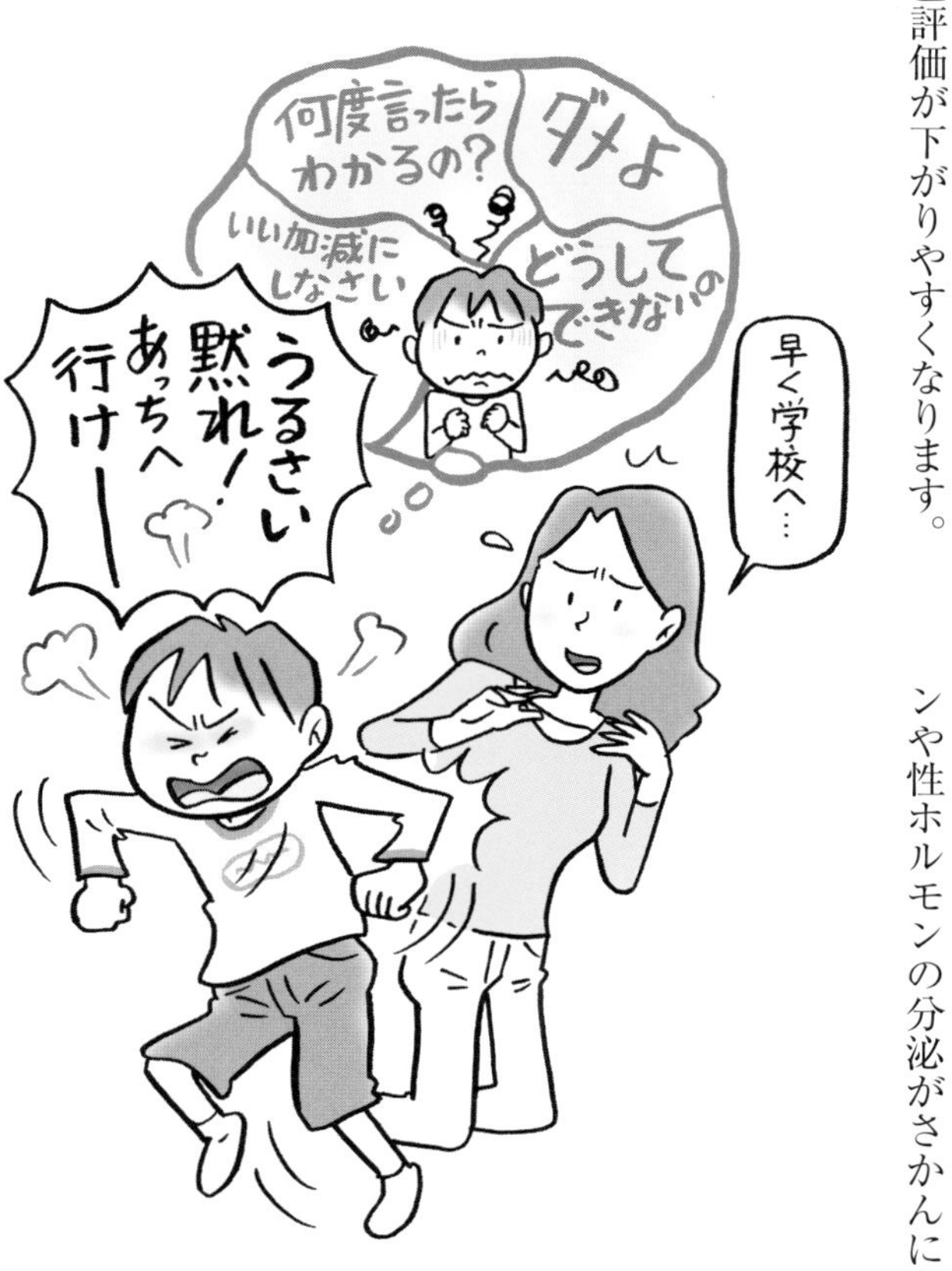
早く学校へ…
ダメよ
何度言ったらわかるの?
どうしてできないの
いい加減にしなさい
うるさい
黙れ!
あっちへ
行けーー

発達障害がある子どもの場合、それに加えて小さいころから繰り返し「ダメよ」「どうしてできないの?」「何度言ったらわかるの?」などと、親や先生から言われてきていることが多いものです。そのため、ほかの人との違い（異質性）を欠点ととらえ、劣等感をより強く抱いてしまいがちです。

また、思春期になると成長ホルモンや性ホルモンの分泌がさかんになり、大人の体へと変化が始まります。それにより、さまざまな衝動がわき上がり、落ち着きがなくなったり、ソワソワしたり、イライラし始めます。

それまで親とよくおしゃべりをし、何でも相談していた子どもも、この時期になると親離れが始まり、親と話そうとしなくなります。親が話しかけてもそっけない態度をとり、返事をしないことも珍しくありません。また、親の言うことを聞かなくなり、むしろ反発して口答えしたり、「うるさい」「あっちに行け」などと暴言を吐いたり、暴れたりする場合もあります。

そうした一連の変化は、思春期ゆえのものかもしれませんが、発達障害のある子どもの場合、そこに二次障害の芽が隠れている可能性もあります。それをよく見極めながら、子どもに起こった変化や行動を注視することが大切です。

二次障害が疑われるサイン❶

発達障害の子どもは、特性ゆえに日々さまざまなストレスを感じながら過ごしています。そのストレスが、身体症状となってあらわれることがよくあります。

頭痛・肩こり

不安障害のサインの可能性も

それまでほとんど訴えたことがなかった身体症状、たとえば頭痛や肩こりなどをひんぱんに訴えるようになった場合、何らかのサインである可能性があります。

子どもでも、姿勢の悪さや視力の低下、運動不足、ゲームやスマホの見過ぎなどが原因で、頭痛や肩こりが起こることもあります。ただ、思い当たる原因がない場合は、日常的に何らかのストレスを感じていて筋肉が緊張し、頭痛や肩こりという形となってあらわれているのかもしれません。

これはＡＳＤの子どもが比較的なりやすい、不安障害のサインである可能性も考えられます。

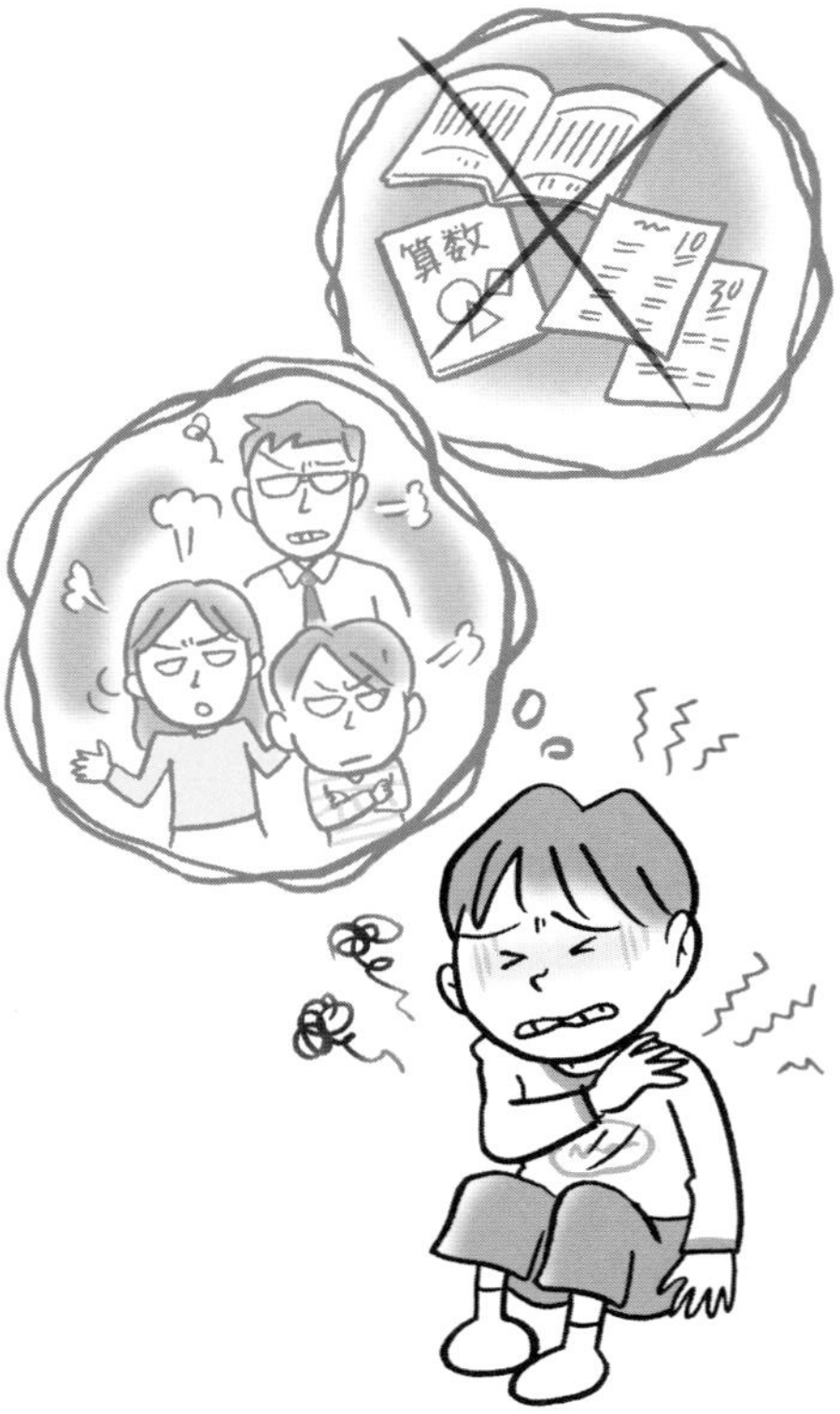

疲れやすさ・倦怠感

ASDの女の子によく見られる

思春期を迎えるころになると、ASDの女の子は体調不良を訴えるようになる場合があります。「疲れる」「気持ち悪い」「めまいがする」など症状はさまざまですが、これは第二次性徴にともなって胸がふくらんできたり、生理が始まるなどの体の変化に心がついていかず、心身がアンバランスになって起こると考えられています。

時間とともに変化を受け入れて、徐々に元気を取り戻すようならいいですが、そうならない場合もあります。ひんぱんに倦怠感を訴えて、横になる時間が多くなったり、ふさぎ込むようになった場合は、抑うつ気分などの前段階である可能性もあります。

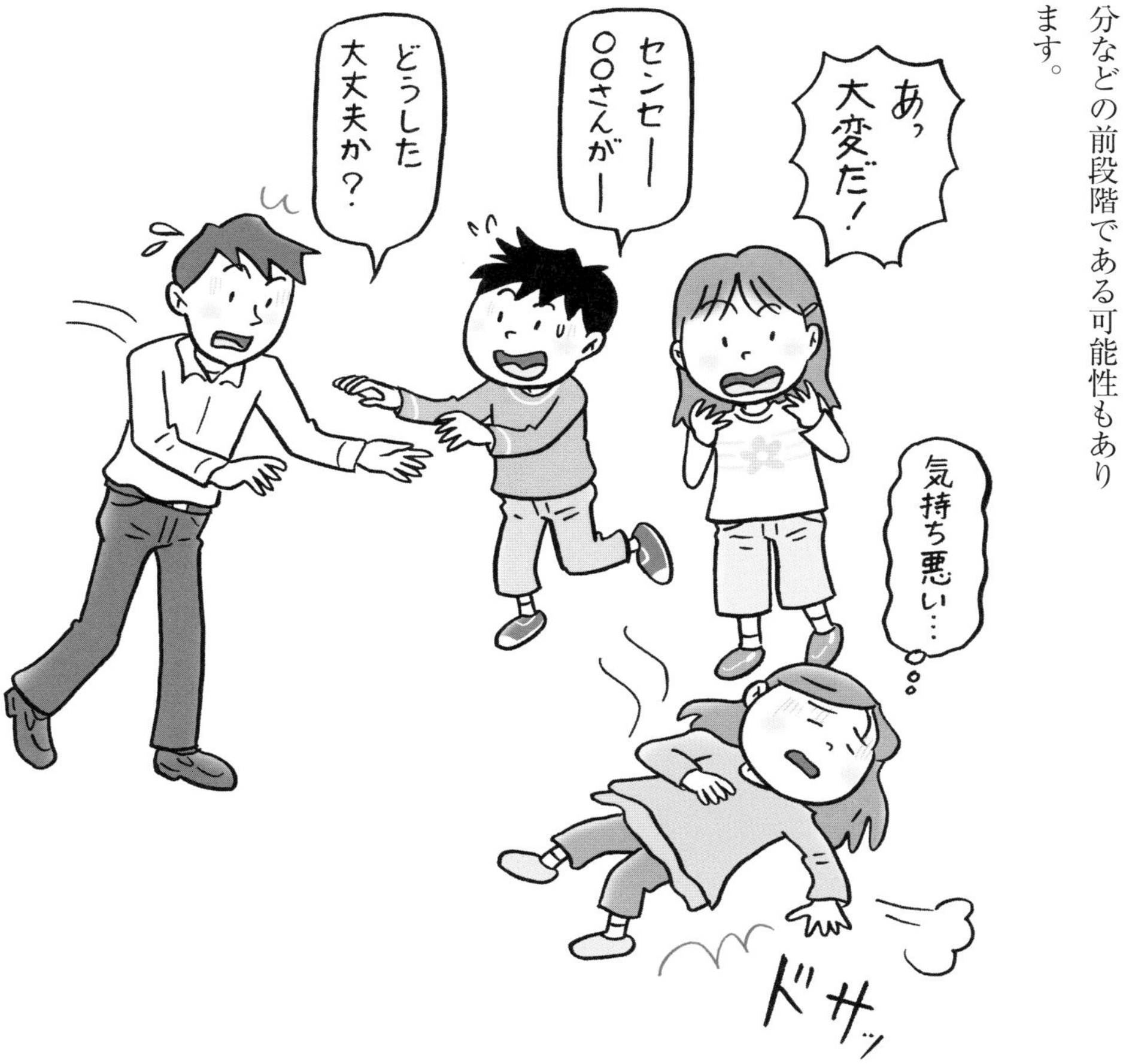
気持ち悪い…
あっ大変だ！
センセー〇〇さんがー
どうした大丈夫か？
ドサッ

二次障害が疑われるサイン❷

思春期は、さまざまな刺激を受けて、心身が大きく成長する時期です。ところが、そうした刺激がかえってストレスとなり、心身に良からぬ変化が起こる場合があります。

眠れない・起きられない

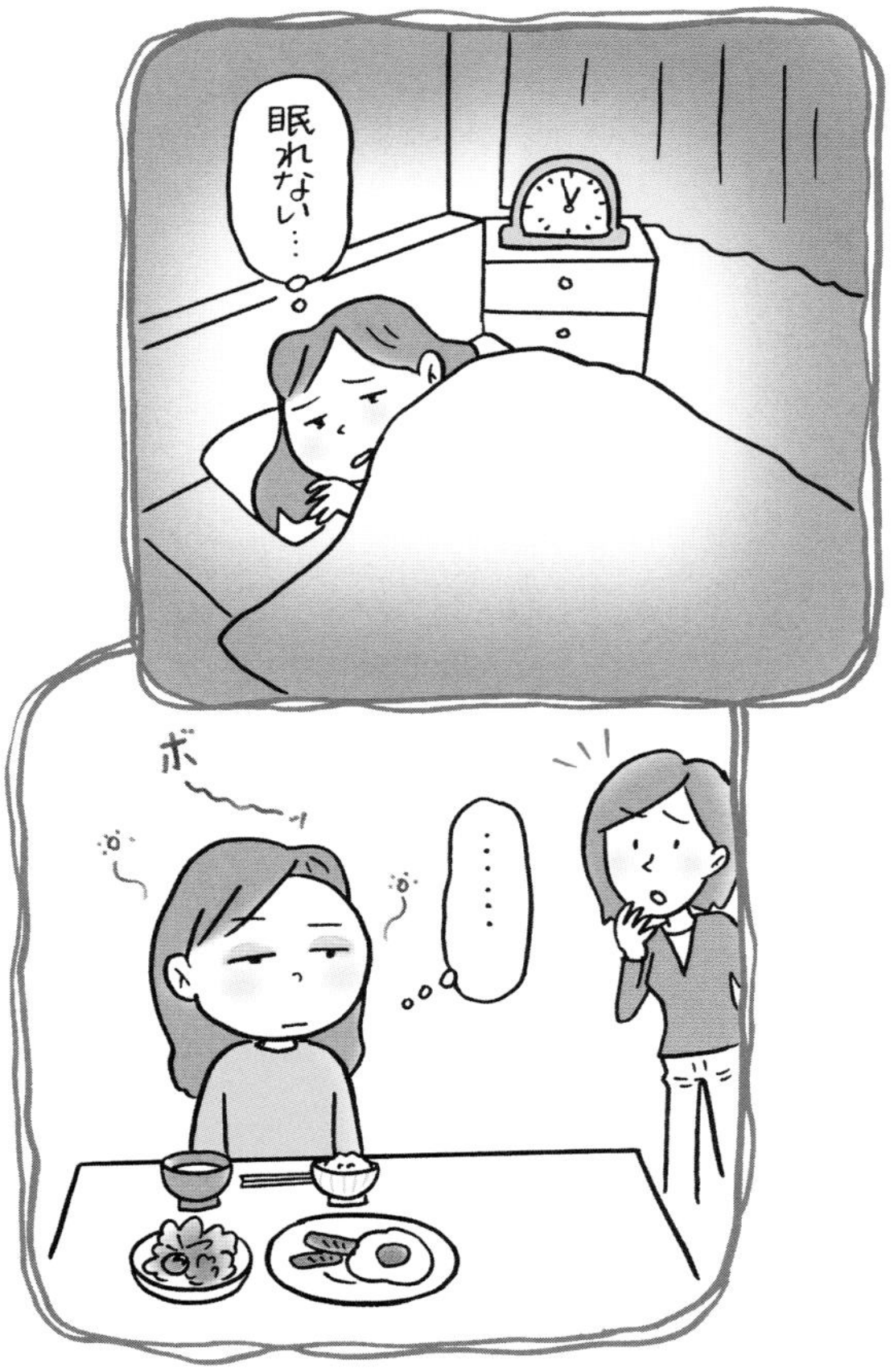

不眠の陰に不安や緊張

ＡＳＤの子どもの中には、こだわりが強いという特性から、毎日決まった時間に起き、決まった時間に食事をとり、決まった時間に床に就くという生活をしているケースがよくあります。それがその子にとってのルーティンなのです。

ところが思春期を迎えるころになって、いつもの時間に床に就いたのに、なかなか寝つけない場合があります。結果的に夜遅くまで起きているため、朝もいつもの時間に起きられず、起きてもボーっとして朝食が食べられないこともあります。

成長とともに体力がついて、寝る時間になっても眠気を催さない場合もありますし、興味・関心の幅が広がってやりたいことがあり、まだ寝たくない気分のこともあるでしょう。しかし、床に就いて部屋を暗くしても眠れない状態が続き、生活リズムが崩れているようであれば、その背景に不安や緊張など、別の要因が隠れている場合があります。

意欲の低下・集中力の低下

好きなことをやらなくなったら要注意

ＡＳＤの子どもは、得意なことと苦手なこと、好きなことと嫌いなことがはっきりしている傾向にあります。苦手なことや嫌いなことにはまったく関心を示さない代わりに、得意なことや好きなことに対しては、長い時間没頭して取り組むことも珍しくありません。

ところが、得意なことや好きなことをパタッとやらなくなった、やり始めてもすぐに投げ出してしまうといった変化が見られた場合は要注意です。

ちょっとした気分の落ち込みのせいで、一時的にやる気を失っているだけならいいのですが、その状態が長く続いて、イライラ・ソワソワしている様子も見受けられるようなら、うつ状態を念頭に置きながら、早めに対応することが大切です。

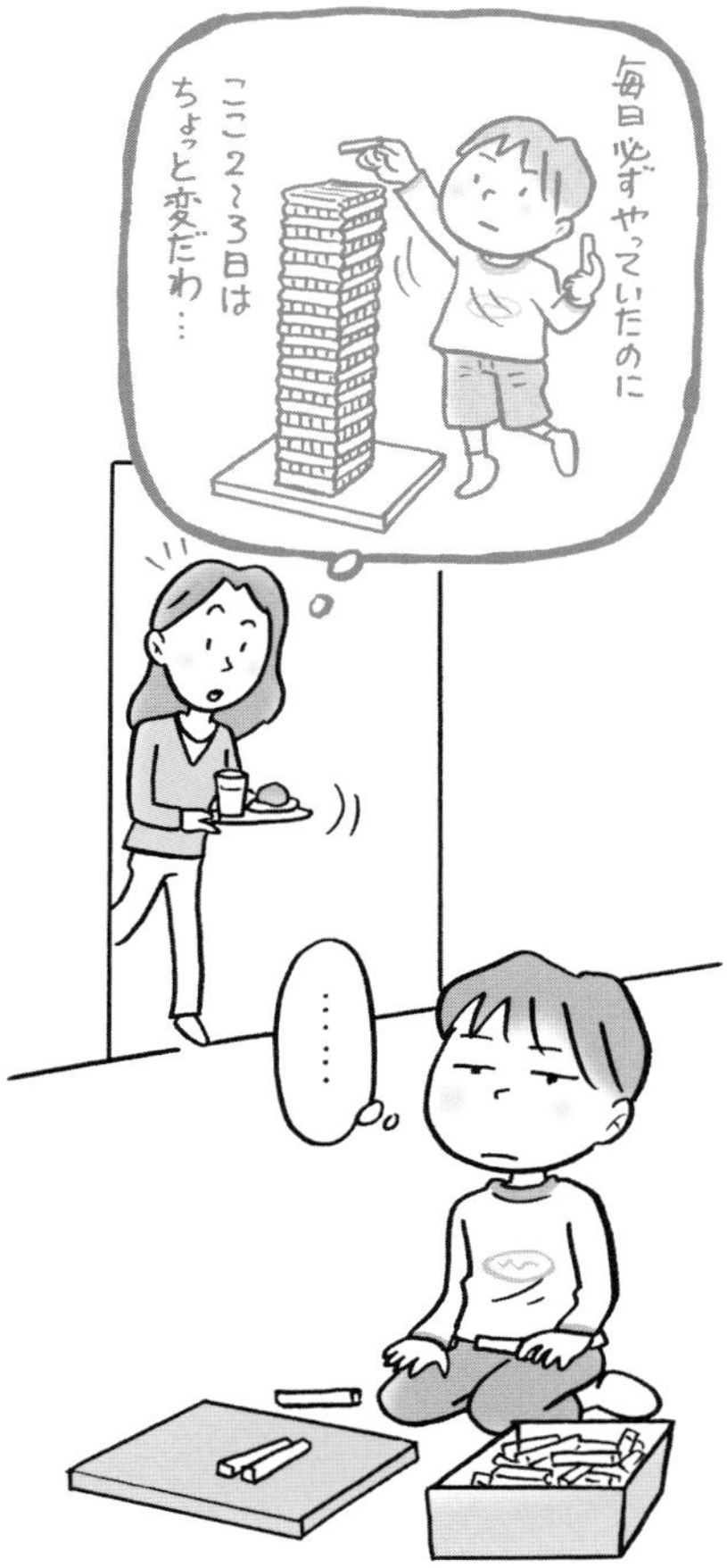
毎日必ずやっていたのに
ここ2〜3日はちょっと変だわ…
……

二次障害が疑われるサイン❸

ＡＤＨＤの子どもは、衝動性の特性があることから、周囲の刺激に過剰に反応して、かんしゃくを起こしたり、反抗的になったりする場合があります。

怒りっぽい・かんしゃくを起こす

理由のよくわからないかんしゃくは要注意

思春期を迎えるころの子どもは、第二次性徴にともなう心身のアンバランスから、ささいなことでイライラしたり、親のちょっとした言葉に怒りだしたりすることがあります。これは特性の有無に関係ありません。それまでどちらかというとおとなしい、親の言うことをよく聞く子どもにも、そういう変化は見られます。

ただ、ＡＤＨＤの子どもの場合、もともと衝動性の特性があるため、まわりからの刺激に過剰に反応して、イライラしたり怒りっぽくなる場合があります。ところかまわず、かんしゃくを起こすことも珍しくありません。

そうした行動がエスカレートしないようにするためにも、そのかんしゃくが何に起因するのか、許容できる範囲を超えていないかどうかなどを、客観的に見極める必要があります。

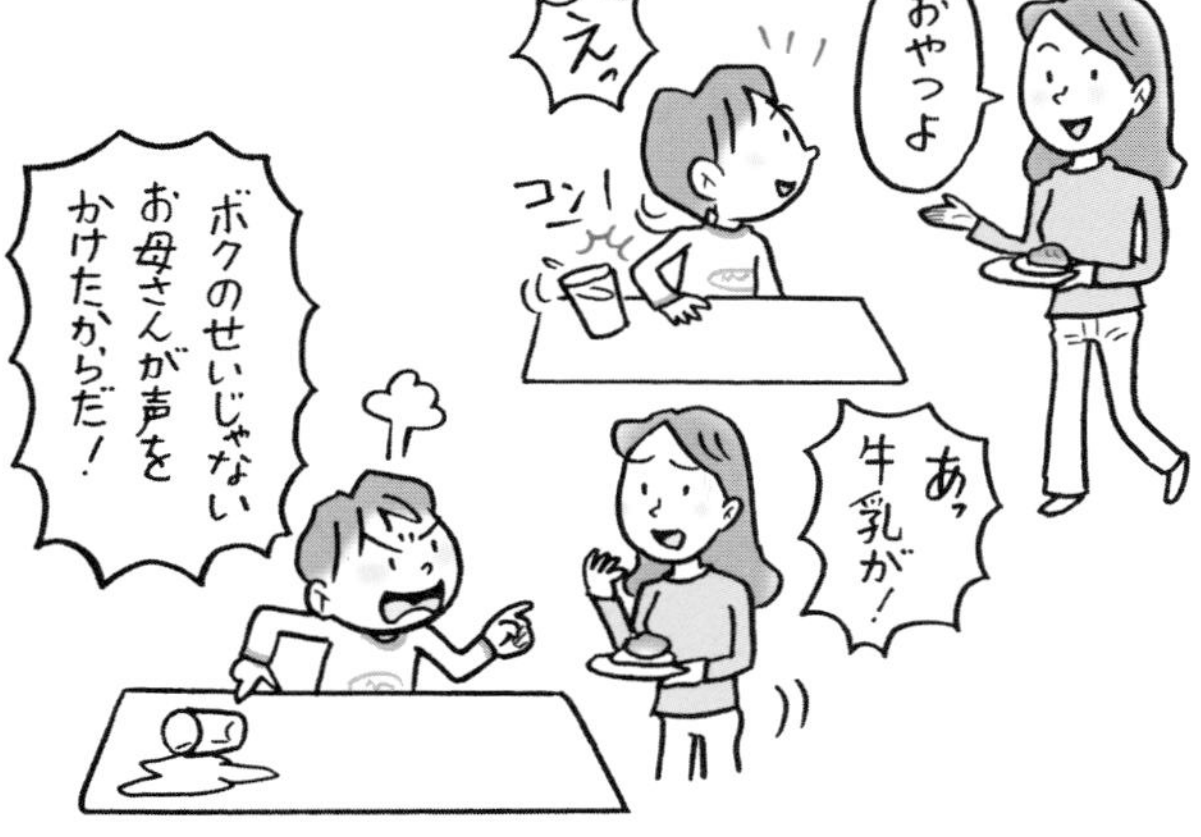

口答えをする・反抗的になる

度を越えた反抗は見過ごせない

思春期を迎えるころは、第二次反抗期の入り口でもあります。

だれでも多かれ少なかれ、親の言うことを聞かなくなったり、批判的なことを言ったり、反抗的な態度をとるようになりますが、これは子どもが精神的に自立するための大切な過程です。

しかし、親や先生など目上の人に対して、理由の如何を問わず拒絶的な態度をとる、ささいなことで口論やケンカをけしかけるなどの行動を起こすようなら、度を越していると考えられます。

また、見え透いたうそをつくようになったり、自分の失敗やうまくいかない理由を何でも人のせいにしたり、「自分は悪くない」とうそぶくような態度をとるようになることも、見過ごせない変化です。

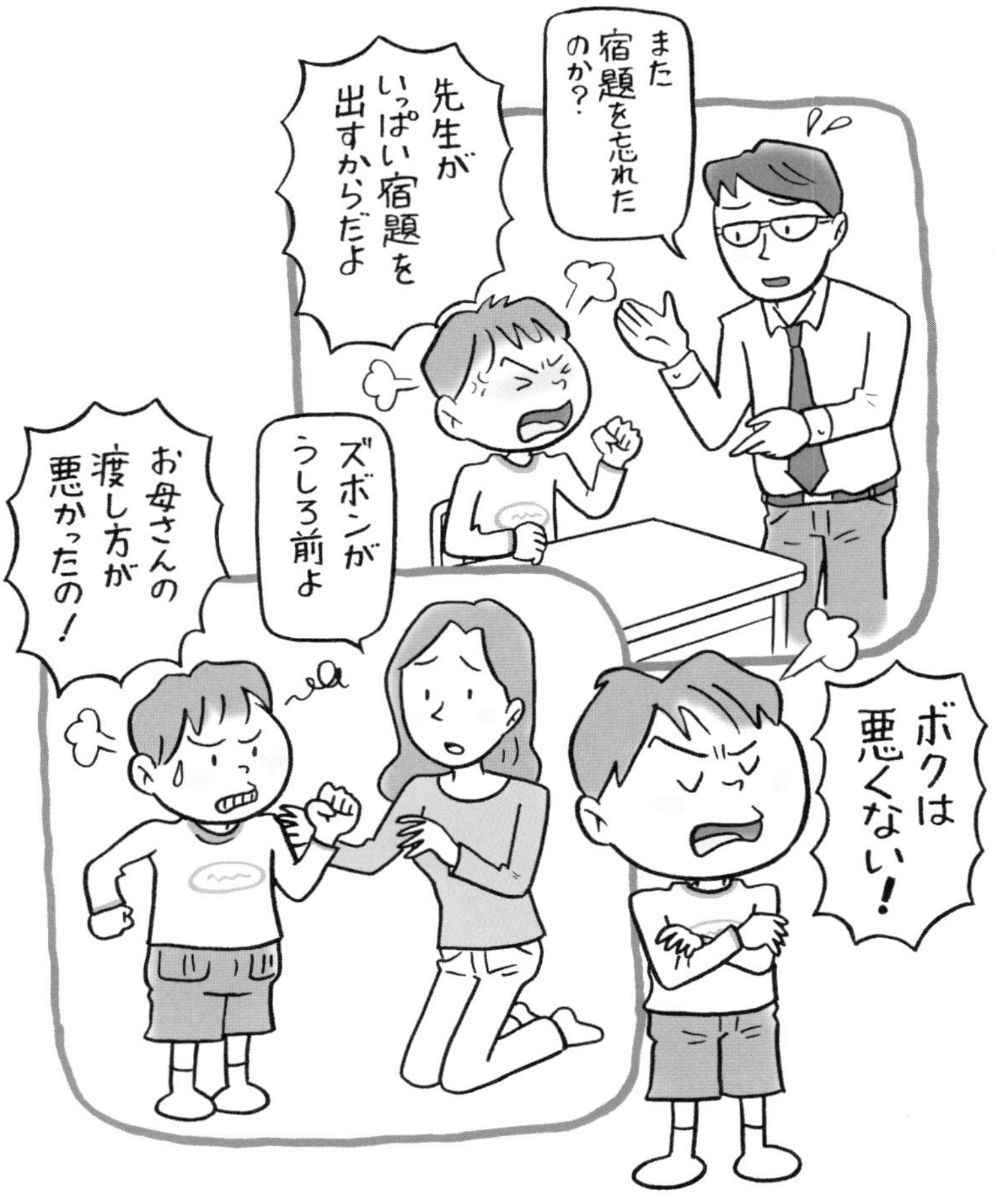
また宿題を忘れたのか？
先生がいっぱい宿題を出すからだよ
ズボンがうしろ前よ
お母さんの渡し方が悪かったの！
ボクは悪くない！

二次障害が疑われるサイン4

発達障害のある子どもにとって、学校は居心地のいい場所とは限りません。それでもふつうに通っていた子どもが、ささいなきっかけで学校を休むようになったら要注意です。

学校に行こうとすると体調が悪くなる

学校に行きたくない思いが自律神経症状を引き起こす

だれにも学校に行きたくないときはあるものです。そんなとき悪知恵を働かせて、登校前に「おなかが痛い」と訴え、まんまと休んでしまう子どももいるかもしれません。ただ、この方法は何回も使えませんし、病院を受診すれば仮病とばれてしまいます。

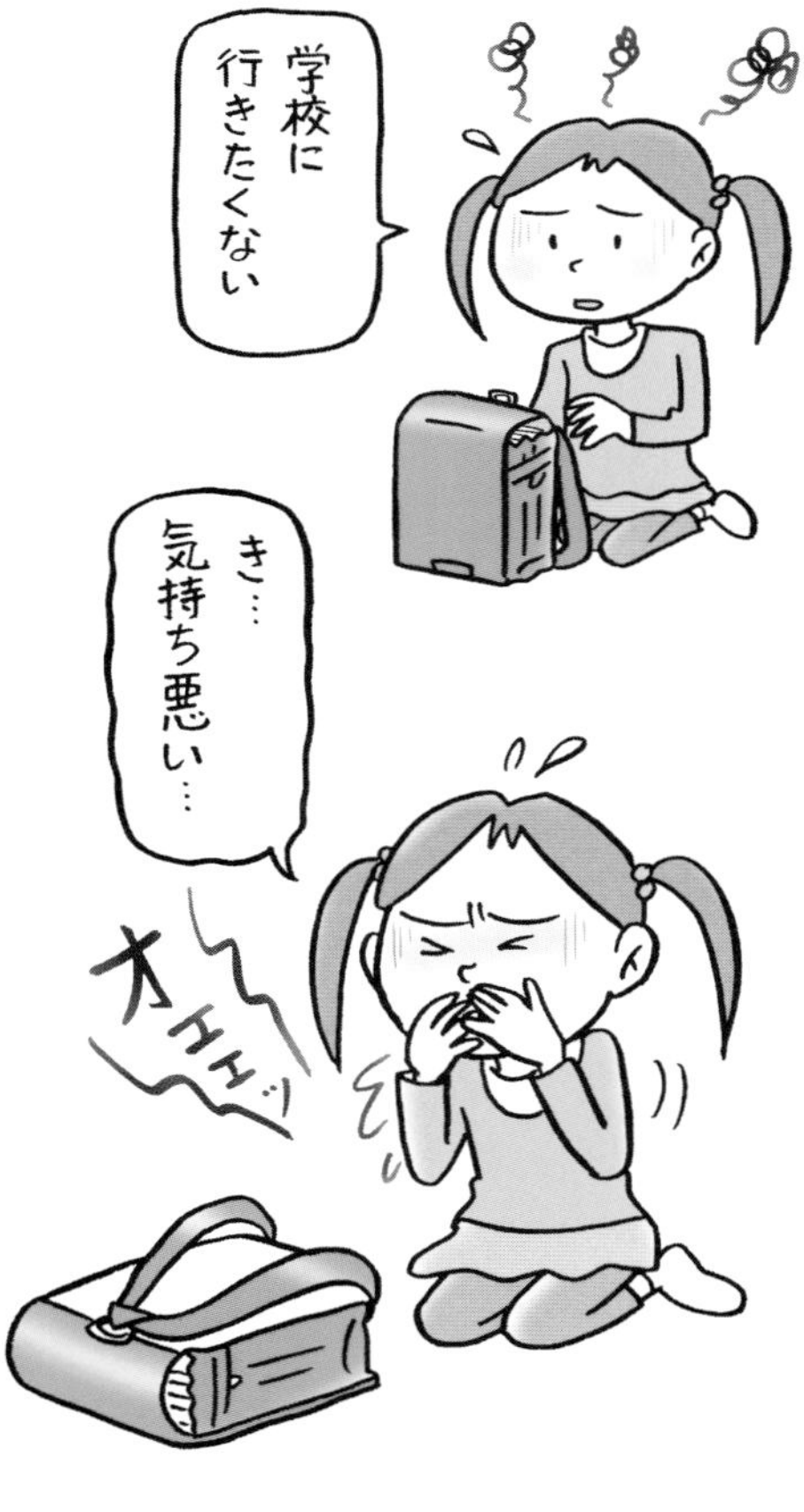

ところが、登校前に本当に腹痛や嘔吐、下痢などを起こすことがあります。また、呼吸が荒くなったり、微熱を出す場合もあります。実際に

症状が出ているので仮病ではありませんが、学校を休むと短時間で回復したりします。

　こうした状態は、ＡＳＤや不注意優勢型のＡＤＨＤの子どもによく見受けられるもので、学校に行きたくないという思いが、さまざまな自律神経症状を引き起こしていると考えられます。こうして学校を休み始めたことをきっかけに、不登校に進展していくおそれがあるので要注意です。

ゲームばかりしている

ゲームばかりして無口になった場合は……

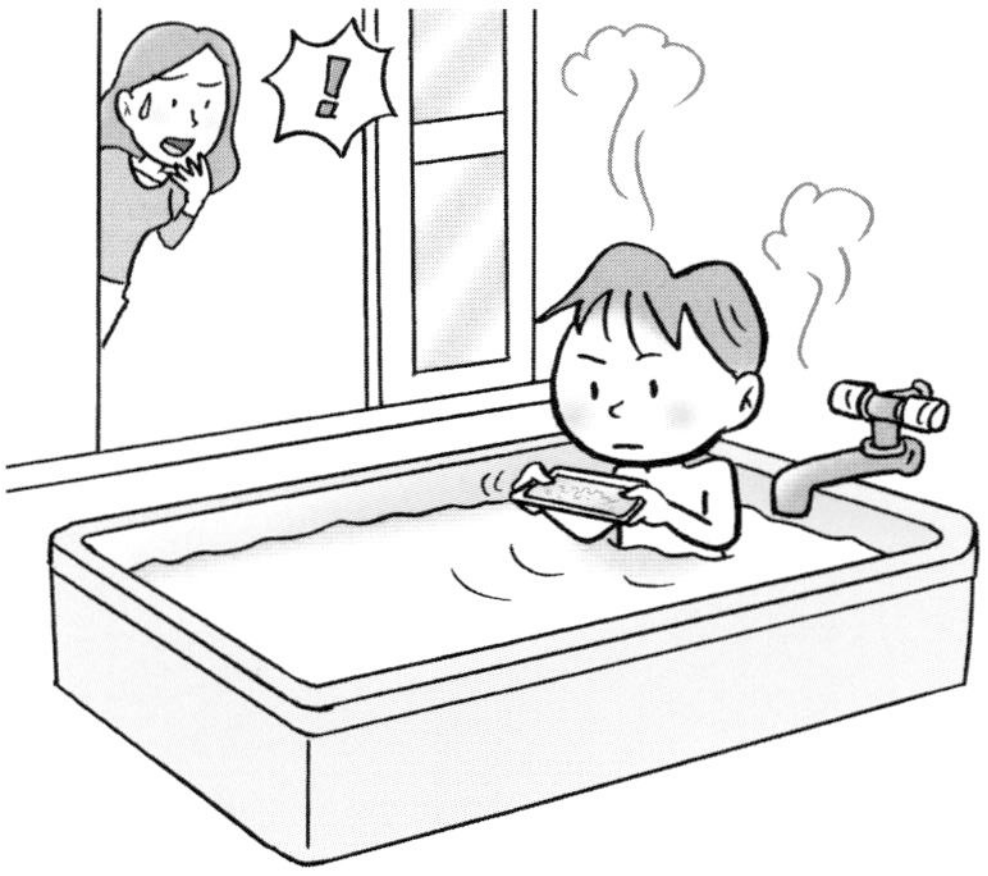

　今の時代、スマートフォンで多彩なゲームが楽しめるようになりました。今どき小学生でもスマホを持っていることが珍しくなく、手軽にゲームができる環境にあります。友だち同士が集まっても、ひたすらスマホ画面をのぞき込んで、オンラインゲームに興じていることもよくあります。
　親としては、「スマホばかりいじっていないで、もっとやるべきことをやってほしい」と思うでしょう。ゲームの遊び方のルールをつくっている家庭も少なくないはずです。そのルールをきちんと守って遊べることが理想ですが、つい夢中になって時間を超過してしまうことがあっても、たまになら大目に見てもいいでしょう。
　家庭で過ごすそれ以外の時間では、ふつうに日常生活が送れていて、親子の会話もあるようなら問題ありません。
　ただ、片ときもスマホ画面から目を離さず、お風呂やトイレにまで持ち込んでゲームをしていたり、以前と比べて無口になったと感じるようなら注意が必要です。その状態を放置していると、ゲーム依存症へと突き進むおそれがあります。

二次障害が疑われるサイン５

思春期は友だちとのつき合い方に変化が起こってくる時期です。交友関係に問題を抱えていると、二次障害のリスクが高くなります。

友だちと遊ばなくなる・仲間外れにされる

特性のある女の子は友だち関係に問題を抱えやすい

思春期を迎えるころになると、子どもは親から自立したいという欲求が高まり、いわゆる親離れが始まります。一方、親から離れることは不安でもあるので、気の合う仲間とともに過ごすことで安心感を得ようとします。こうして関心が親から友だちに移行していき、視野が広がり、自立した行動ができるようになっていくのです。したがって、この時期に友だちとの関係がうまくいかないと、子どもの心の発達に影響を及ぼすおそれがあります。

友だちとの関係で、とくに問題を抱えやすいのは女の子です。女の子は思春期になるとさかんに仲よしグループをつくるようになります。そしてグループだけに通用する〝ガールズトーク〟を展開しながら、結束を高めていきます。言い換えれば、ガールズトークがうまくこなせないと、グループでの居心地が悪くなったり、ときには仲間外れにされてし

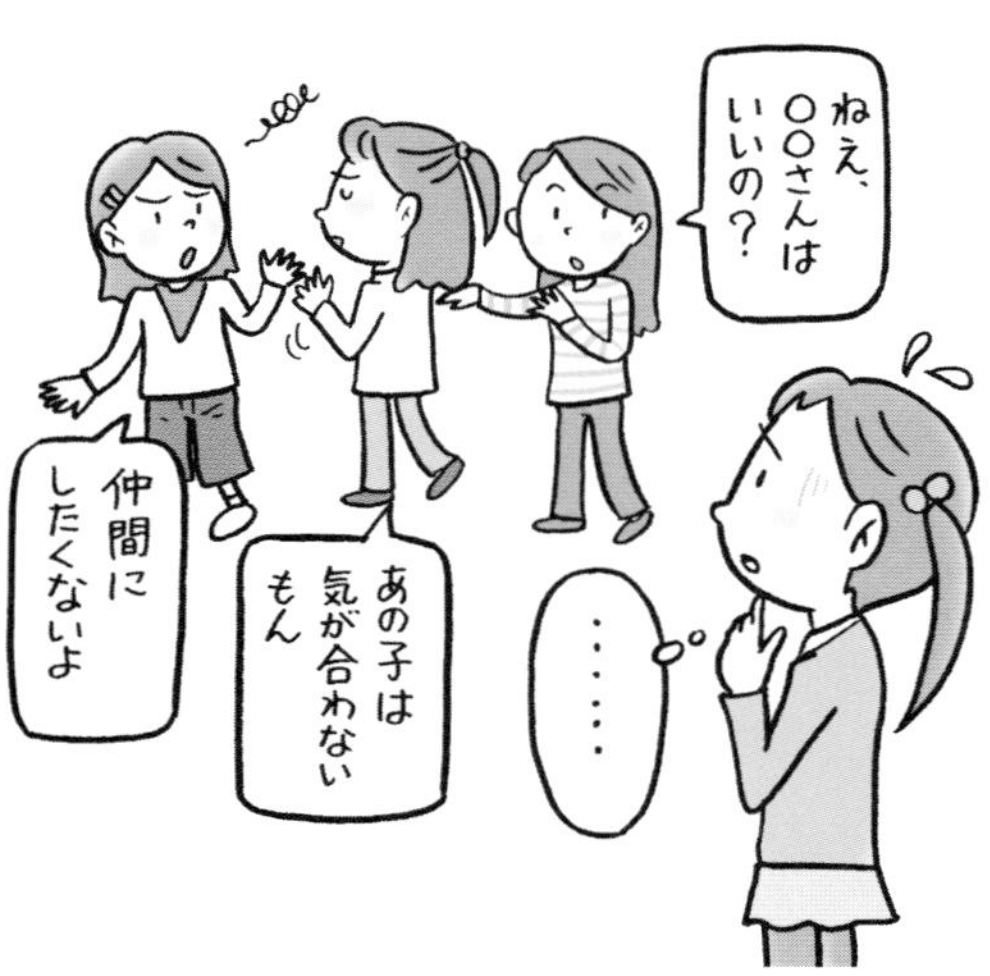
ねえ、○○さんはいいの？
・・・・・・
あの子は気が合わないもん
仲間にしたくないよ

まう場合もあるのです。

そもそもコミュニケーションが苦手なＡＳＤの女の子は、友だちをつくることが得意ではなく、ガールズトークについていくのは相当ハードルの高いことといえます。また、衝動性ゆえに人の嫌がるようなことを平気で口にしてしまいがちなＡＤＨＤの女の子も、グループ内で浮いた存在になる可能性があります。そうしたことから、特性のある女の子が急に友だちと遊ばなくなったり、仲間外れにされている事実がある場合、それをきっかけに不登校になってしまう可能性があります。

友だちといざこざを起こす

友だちとの関係がうまくいかないことに傷つく

女の子ほどではないにしても、思春期には男の子も気の合う仲間と一緒に行動することが増えていきます。とくに、同じスポーツ活動（サッカーや野球など）をしている、興味のあることが似ている、同じ目標を持っているなどの共通点があると、結束が固くなる傾向があります。

その点、とくにＡＤＨＤの男の子の場合、多動性や衝動性により、興味のあることがポンポン変わったり、集団行動が苦手だったりして、友だちとの関係がなかなか深まらない場合があります。

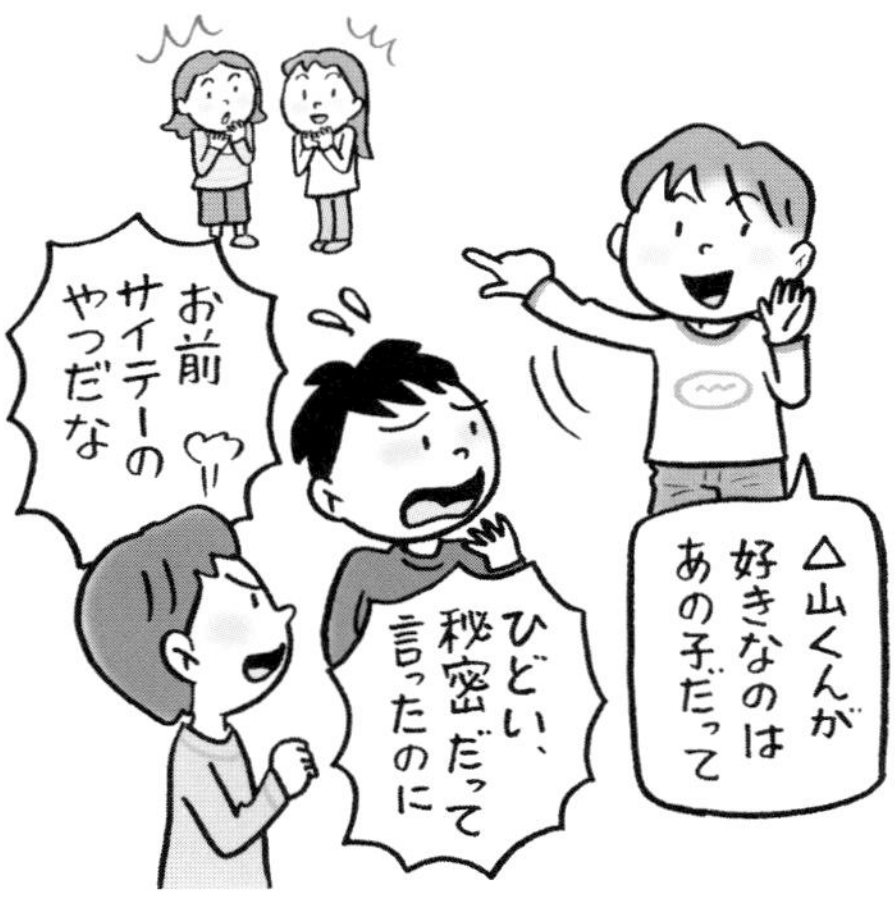
△山くんが好きなのはあの子だって
ひどい、秘密だって言ったのに
お前サイテーのやつだな

また特性ゆえに、友だちから打ち明けられた秘密の話を、ほかの子に話してしまったり、悪気はないのに相手が嫌がるようなことを平気で口にしてしまったりして、友だちとの関係にひびが入ることもあります。こうした軽はずみな言動や行動から、いざこざに発展することも少なくありません。

子どもの行動に問題があっても、友だちとの関係がうまくいかないことに本人は傷ついている場合があり、その状態を見過ごすと不登校などの引き金になる可能性があります。

二次障害が疑われるサイン⑥

LDの子どもは、特性のために学習の習得に困難がともないます。授業についていけない、特定の科目の成績が下がったなどをきっかけに、学校がいやになるおそれがあります。

勉強しなくなる

学習意欲の低下は見過ごせないサイン

LDは、知能全般に問題はないのに、「聞く」「話す」「読む」「書く」「計算する」「推論する」という六つの能力の一つ以上の習得や使用に困難がある障害です。そのため、多くは小学校入学後に特性が判明し、学年が進んで学習の難易度が上がるにしたがって、授業についていくのがむずかしくなっていきます。

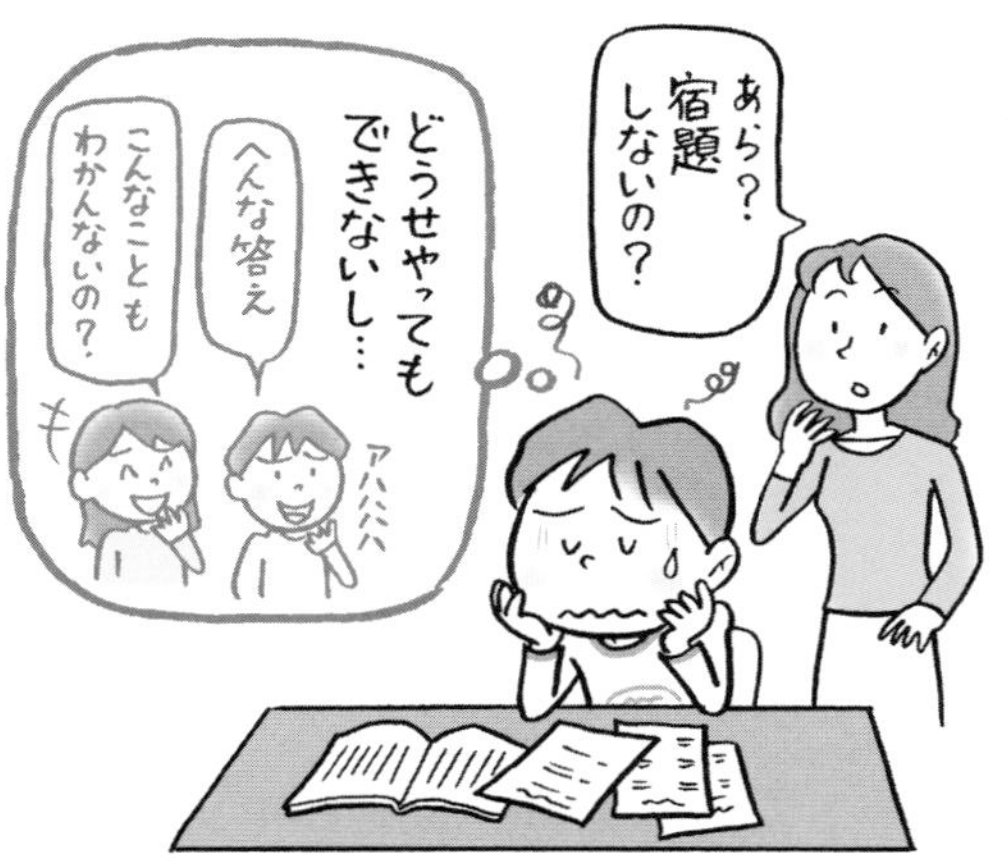

あら？宿題しないの？
どうせやってもできないし…
へんな答え
こんなこともわかんないの？
アハハハ

また、筋道を立てて話すのが苦手、間違った発音をする、漢字をよく書き間違えるなど、クラスメートにも何らかの障害があることがわかってしまいます。そのため、できないことをからかわれたりして、いやな思いをすることも少なくありません。

とくに「聞く」や「話す」の能力に障害がある場合、授業だけでなく、だれかに何かを伝えたり、友だちとコミュニケーションをとったりすることにも困難がともないます。そのせいで友だちができづらかったり、誤解されたりして、悲しい思いをすることも考えられます。

もし、今までは頑張っていたのに急に勉強しなくなった、家に帰ってくるとすぐに宿題をしていたのにやらなくなったなど、本人の学習意欲が下がっていると感じるようになったら、学校で授業を受けること、あるいは学校に行くこと自体がいやになっている可能性があります。

体育や図工の授業をいやがる

成果がはっきりわかる実技系科目は劣等感を増長しやすい

ＬＤの特性に、運動機能の問題があるわけではありません。しかし、頭で理解したように体を動かすことがうまくできない子どもはいます。

たとえば、体育の授業に必ずある跳び箱や鉄棒、縄跳び、スキップなど、複数の動きを同時にコントロールする運動がうまくできない子どもは少なくありません。もちろん、ふつうの子どもでも跳び箱や鉄棒が苦手な子はたくさんいますが、ＬＤの子どもは体の部位ごとに違う動きをして、それらを協調させることがうまくできないため、動きがギクシャクしがちなのです。

また、サッカーや野球、鬼ごっこや陣取りゲームなど、集団で行うものはルールを覚えるだけでなく、作戦を立てたり、次はどう攻めるかを考えなければなりません。「推論する」ことが苦手な子どもは、それらがうまくできないため、団体競技や遊びが苦手になりやすい傾向にあります。

ほかにも、筆で文字を書く、絵を描く、縫物をする、料理をつくるなど、手先を細かく使う実技系の科目も苦手である場合があります。

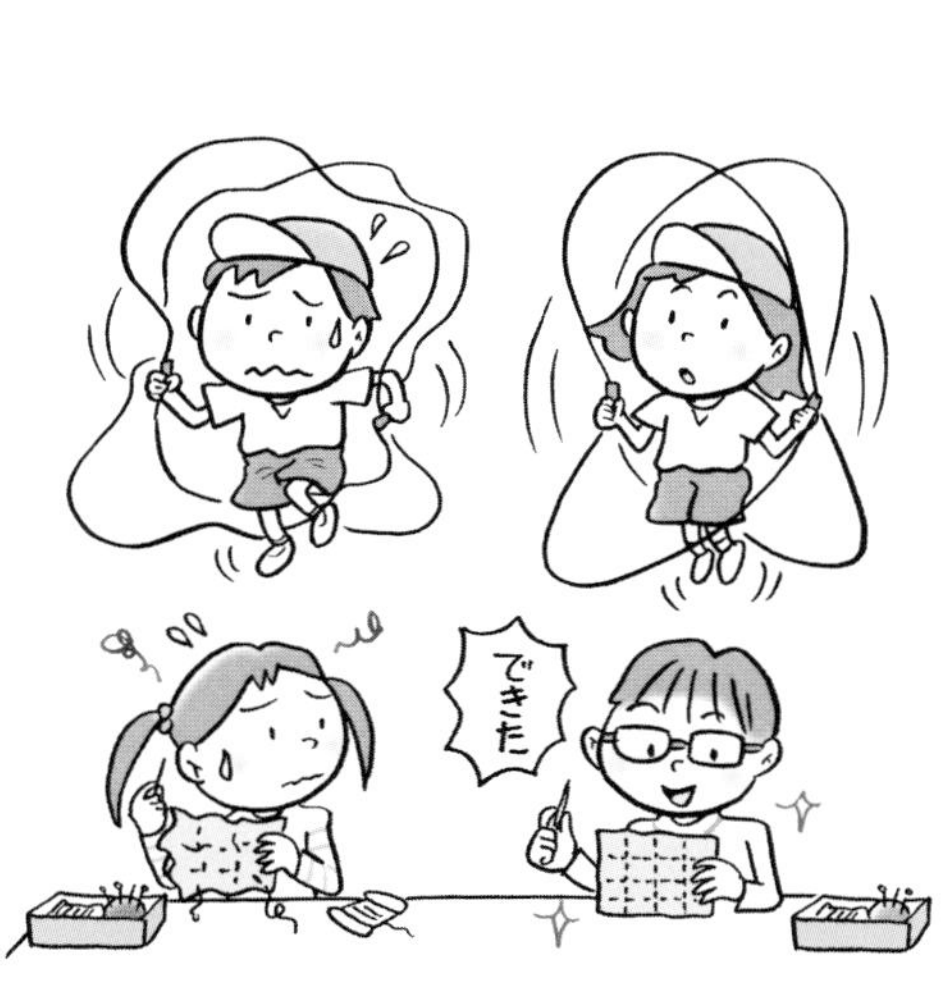

実技系の科目は勝つ・負ける、うまい・下手、つくれる・つくれないなど、成果がはっきりしていることから、劣等感を増長させやすいといえます。

二次障害が疑われるサイン⑦

何らかの経験を経たことで起こる変化だけでなく、子どもを取り巻く環境要因が二次障害の芽を育ててしまう場合があります。

子どもの発達障害に気づいていない

周囲の大人が子どもの特性に気づいていることが重要

思春期を迎えることによって、子どもに起こるさまざまな変化が、二次障害を引き起こす芽となることを紹介してきました。しかし、二次障害は子どもの特性によるさまざまな負の体験、つらい思いだけが要因となるわけではありません。子どもを取り巻く環境も大きく関わってきます。親や先生など周囲の大人が、子どもの特性に気づき、さまざまな困難を理解してサポートする体制ができていれば、子どもの不安は低減し、生きづらさをやわらげ、さまざまな困難を乗り越えていく原動力にもなります。

しかし、これは親や先生が子どもの発達障害に気づいて、それを受け入れていることが前提となります。仮に親が子どもの発達障害に気づいていない場合、子どもの特性による独特の言動や行動、こだわりの強さ、苦手なものや嫌いなものへの対応など、多くのことが〝問題〟に映るでしょう。ほかの子どもと自分の子どもを比べては苛立ち、「ダメでしょ！」「どうしてできないの？」などと叱り続けることになりがちです。

また、親が子どもの問題行動に気づいても、発達障害によるものだと認めようとしないこともあります。この場合、子どもの言動や行動に批判的になりやすく、ことあるごとに強く叱責したり、叩いたり、逆に最低限のことしかせずに放置するなど、子どもの存在を否定するような行動になるケースもあります。

子ども自身もうまくできないことは自覚しているので、「どうせ自分なんか…」と投げやりになり、感情や行動がゆがんでしまうおそれがあります。このゆがみは、さまざまな二次障害の引き金となります。

家族の機能不全

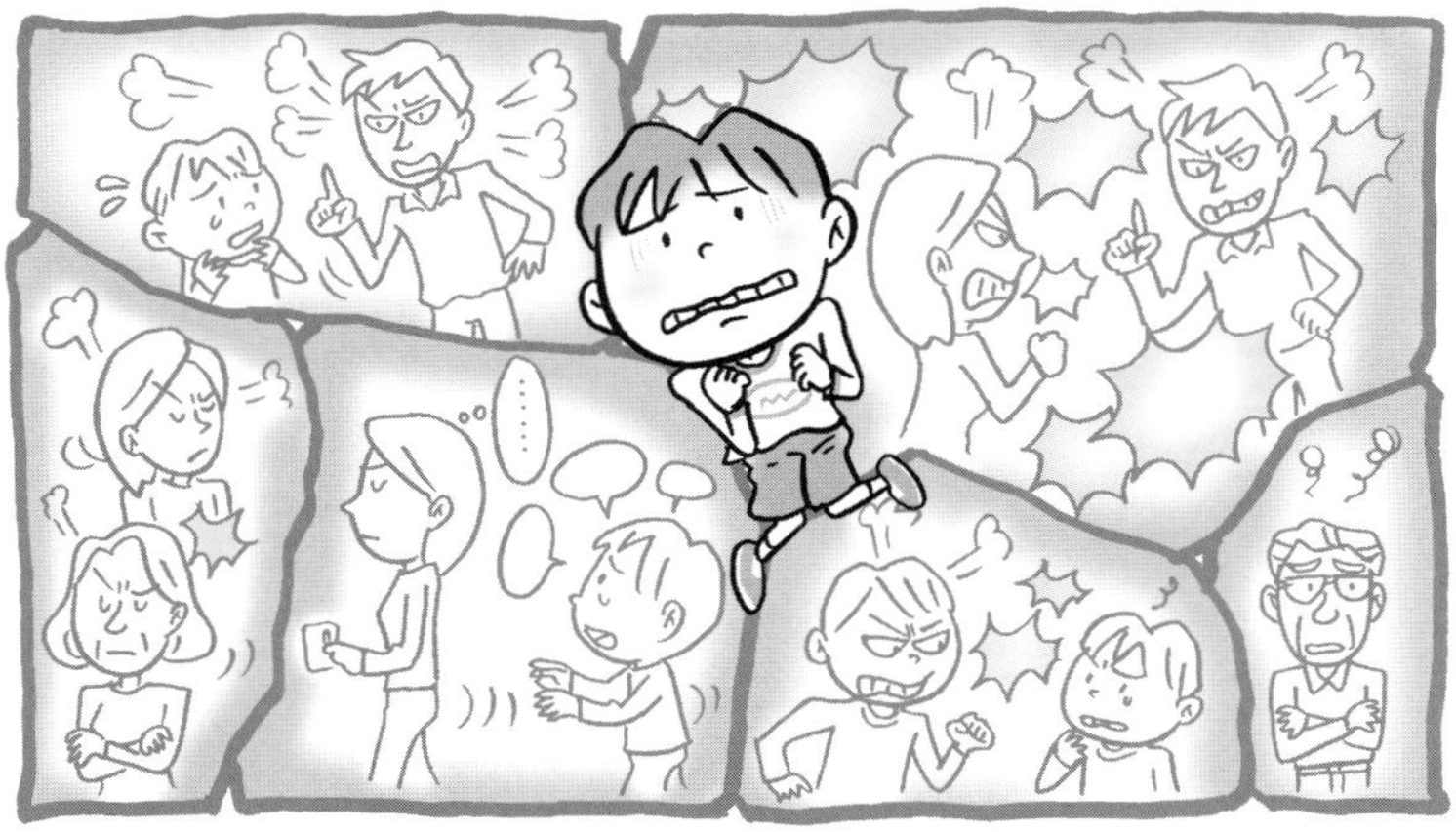

子どもの成長に周囲のサポートが欠かせない

子どもは家族の愛情に包まれながら成長するのが理想ですが、残念ながらそうではないケースもあります。

両親が不仲でギスギスした家庭環境にある、同居する祖父母と両親の関係が悪い、きょうだいの間に葛藤があるなど、機能不全を起こしている家族のもとで育った子どもは、特性の有無に関わらず、さまざまな問題行動を起こしやすいことがわかっています。

発達障害のある子どもの場合、ふつうの子ども以上に多くのサポートが必要です。しかし、機能不全を起こした家族から、それを期待することはできません。

発達障害は、それ自体が治ることも治すこともできませんが、周囲のサポートにより問題行動を低減していくことは可能です。

ただ、そのサポートがなければ、子どもはさまざまな困難を抱え、成長とともに生きづらさを感じていくことになります。

そのようなことが二次障害につながっていく可能性となります。

COLUMN 3

二次障害と非行化のプロセスは似ている

二次障害は、さまざまな特性に起因する失敗や挫折経験、ストレスなどを積み重ねることにより、身体面や精神面、行動面などにゆがみが生じた状態を指します。言い換えれば、二次障害は発達障害の症状が外傷的にゆがめられたものだといえます。

それを未然に防ぐ上で、子どもが非行化するメカニズムを知っておくと、いいヒントになります。というのは、子どもが非行に走る過程と二次障害が生じる過程には、多くの共通点があるからです。

子どもが非行に走るきっかけには、家の貧困、DVやネグレクトなど不適切な養育環境、成績不振など、さまざまな要因があります。そうした状況が背景にある子どもの中には、思春期に自分の存在を強く意識し、“うまくいっていない自分”を何らかの方法で払しょくして、友だちより優位に立とうと考える者が出てきます。ただ、家の経済状態や親の養育方針、学力向上などは解決するのが困難なので、代わりに暴言や暴力、飲酒や喫煙、バイクや車の運転などを選びがちです。同年代の友だちにはできないことを自分はしているという優越感や刺激を味わうために、非行を繰り返すようになっていくのです。

発達障害の二次障害も、成長の過程で起こったさまざまな経験による自己肯定感の低さに起因しているという点で同じです。そう考えれば、子どもを取り巻く環境や、子どもと接する親や先生などの働きかけによって、二次障害は予防することはできますし、発症しても改善することは可能です。

第4章

二次障害を防ぐためのサポート

二次障害を引き起こす要因の多くは、家庭や学校など子どもを取り巻く環境と、そこでの人間関係からくるものです。そこで二次障害を予防するには、まず、まわりにいる人が子どもの特性をよく理解した上で、必要な「生活支援」と「学習支援」を行い、子どもの不安やストレスを軽減してあげることが大切です。

生活支援▼1

身だしなみを整える

人間関係を築いていく上で、「見た目」はとても大切な要素です。基本的な生活スキルとして、身だしなみを整える習慣をつけさせましょう。

登校前の「身だしなみチェック」を習慣に

集団生活を送る中で、見た目という要素はとても重要です。思春期になると、自分やまわりの人の服装や髪型などが気になってきます。さらに近年では清潔感も重視されており、服が汚れていたり、だらしない着こなしをしていると、それだけで好感度が下がってしまう場合もあります。良好な人間関係を築くためにも、身だしなみを整えましょう。

ＡＳＤの子どもの場合、特定の服装に強いこだわりを持ち、毎日同じ服を着ていきたがる場合もあれば、まったく気にしない場合もあります。ＡＤＨＤの子どもの中には、シャツの裾が出ていたり、靴下の柄が左右バラバラでも気に留めない子もいます。

本人は気にしていなくても、「まわりからどう見られているか」という視点を持つことも必要です。子どもの社会性を育んでいくためにも、毎朝登校前に鏡を見て、身だしなみをチェックする習慣をつけましょう。直した方がよいところは、さりげなくサポートしてあげましょう。

身だしなみチェック

- □ 下着やシャツは毎日交換し、清潔を心がける
- □ 基本的に服は毎日変える
- □ だらしない着こなしになっていないか気を配る
- □ 靴下は毎日交換し、靴もきれいにしておく
- □ 洗顔、歯磨き、髪の手入れは毎日行う
- □ 爪は短く切り、清潔にしておく
- □ ハンカチやティッシュを忘れない

生活支援 2

時間の使い方を身につける

発達障害の子どもの中には、先の見通しが立たないと不安を感じてしまう場合があります。行動スケジュールを立てて、時間の使い方を身につけましょう。

行動スケジュール表で不安を軽減

ASDの子どもは、予期せぬことが起こったり、次に何をしたらいいか見通しが立たないと、不安を感じてしまう場合があります。そこで一日の行動スケジュール表をつくって、時間の流れの感覚を身につけ、毎日の生活や学習がスムーズに進むようにサポートしましょう。

ASDの子どもは、時間という概念が乏しい場合があるので、表のマス目を均等にするのではなく、時間の長さに合わせて幅を変えると、わかりやすくなります。

また、マスを色分けしたり、イラストを添えるなど工夫してもいいでしょう。

子どもがスケジュール表に沿って行動できるようになってきたら、週間スケジュール、月間スケジュールというように、内容を増やしていくことで毎日の習慣も身についていきます。

1日の行動スケジュール表

（モデルケース）

6：30	起床　洗顔　歯磨き 髪をとかす
7：00	朝食を食べる
7：45	家を出る（登校）
8：30	授業が始まる
12：15	給食・昼休み
13：15	午後の授業が始まる
16：00	下校
16：20	帰宅
16：45	宿題をする　明日の準備
18：30	夕食を食べる
19：30	入浴（毎日シャンプーする）
21：00	就寝

生活支援▼3

整理整とんをできるようにする

家庭で整理整とんが苦手な子どもは、学校の机やカバンの中の整理整とんもできていない可能性があります。

自宅で整理整とんの練習をしよう

発達障害のある子どもの中には、片づけや整理整とんが苦手なケースが少なくありません。「ちゃんと片づけなさい」「もとにあった場所に戻しなさい」と口で言うだけでは、なかなか改善しません。

この場合、どうすれば片づけやすくなるかを工夫することが大切です。

まずは自宅の机まわりを中心に、何をどこに片づけるか、所定の位置を決めましょう。ＡＳＤの子どもは、大きさ別・教科別など独自の法則をつくってあげると、上手にできるようになる場合があります。

集中力の乏しいＡＤＨＤの子どもには、いらないものを捨てるなど物を増やさないクセをつけて、短時間で片づけられるようにすると効果的です。

学校の机まわりは、整理箱を用意したり、片づけの順番を自宅のルールと同じようにするとやりやすくなります。

また、休み時間などで席を立つときは、机の上に物を出しっぱなしにしないルールを徹底させることも有効です。

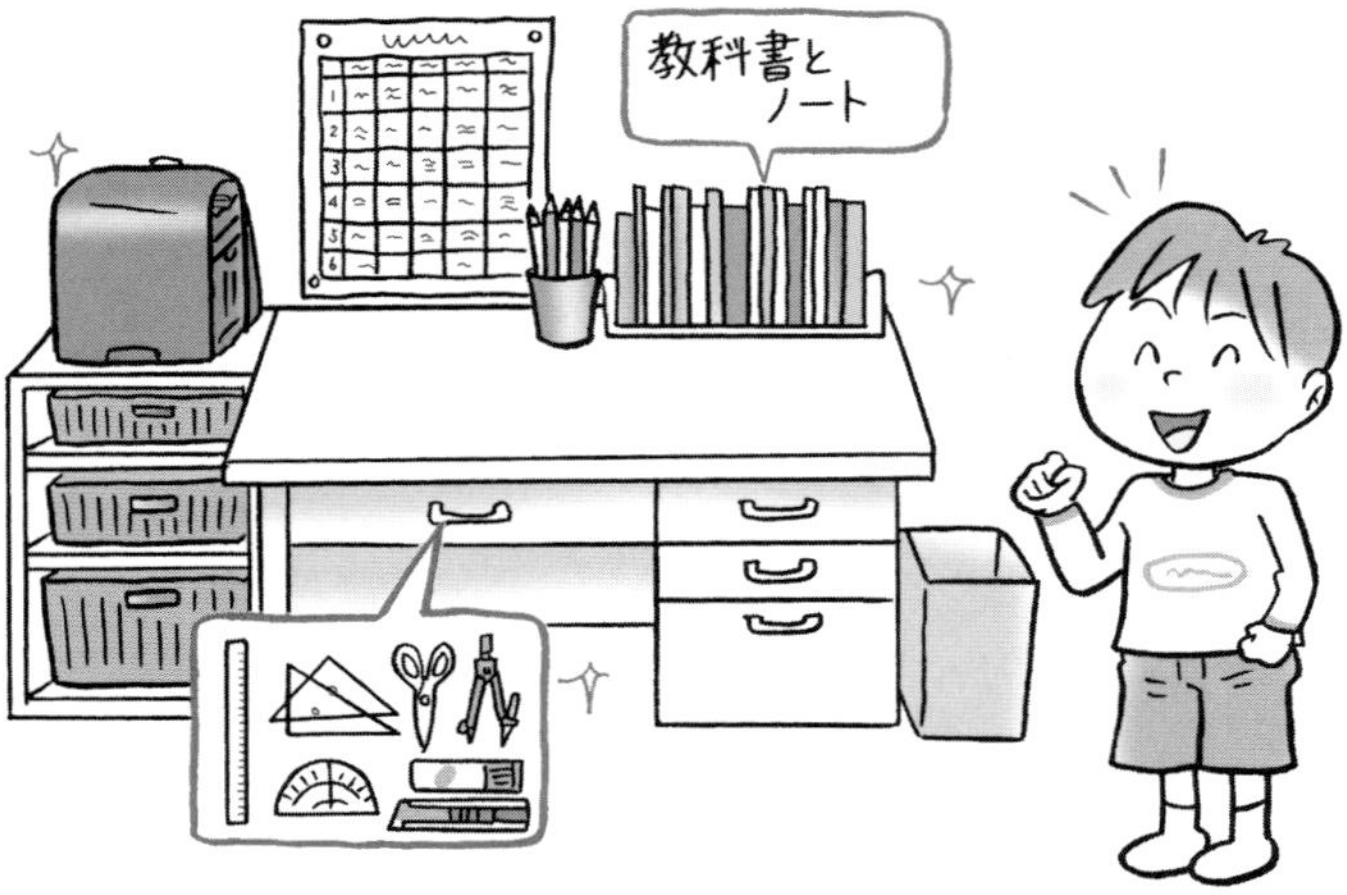

生活支援▼4

“得意”や“好き”を見つけて伸ばそう

子どものできないことをできるようにするだけでなく、得意なこと、好きなことを見つけて伸ばし、自信をつけてあげることも重要です。

習い事が子どもの成長を促す場合も

発達障害のある子どもは、得意と苦手、好きなことと好きでないことがはっきりしている傾向があります。

そこで子どもが興味を示すことがあったら、積極的にやらせてあげましょう。

たとえば、好きなアニメがあって、そのキャラクターに関連するものすべてに興味を持っているなら、それに没頭できる「趣味の時間」を設けてあげるといいでしょう。「料理に興味を示しているなら、「卵焼きは○○ちゃんの係ね」などと役割を与えて、一緒につくるようにします。たとえ上手にできなくても、「味はとてもいいよ」などとほめてあげましょう。

習い事をさせてみるのもいいことです。絵を描くことが好きな子どもなら絵画教室、音楽に興味を示す子どもならピアノやバイオリン、体を動かすのが好きな子どもならスイミングスクールなど、いろいろ体験させてあげましょう。子どもの世界を広げるのに有効ですし、中にはすばらしい才能を発掘できる可能性もあります。

子どもが何かに自信を持てるように、さまざまな経験の場をお膳立てしてみましょう。

趣味や習い事にはメリットがいっぱい

- “得意”や“好き”を見つけるきっかけになる
- 余暇として楽しめる活動が身につく
- 定期的に通うことで生活リズムが整う
- 活動の世界が広がる
- 新たな出会いがある
- 活動がいい刺激になる
- 「〜〜がしたい」「こうなりたい」という目標ができる
- 自信につながる

生活 支援▼5

学校生活に必要なルールやマナーを身につける

ルールやマナーを身につけることは、社会生活を送る上で必要不可欠です。子どもの特性を考慮しながら、繰り返し練習して定着をサポートしましょう。

〝可視化〟すると理解しやすくなる

ＡＳＤの子どもは、あいさつや礼儀といった〝目に見えない〟ことを理解することが苦手です。そのため、人からあいさつされても返すことができなかったり、先生と話すときにいわゆる〝タメ口〟をきいたり、逆に必要以上に敬語を使ったりすることがあります。

また、ＡＤＨＤの子どもは、その場の空気を読んで行動するのが苦手な場合があります。そのため、ルールやマナーを知っていても、衝動的に列に割り込んでしまったり、ほかの子が発言しようとしているのに勝手に自分の意見を言って、まわりからひんしゅくを買ってしまうこともあります。

そんな子どもたちにルールやマナーを身につけさせるには、いろいろな場面を想定しながら、繰り返し練習することが大切です。たとえばあいさつなら、それがなぜ必要なのかを教えるよりも、具体的にいつ、どのような相手に、どのタイミングで声をかけるのが適切なのかを教えてあげましょう。

言葉よりも目に見える形（可視化）にした方が理解しやすくなるので、登校時は「こんにちは」、下校時は「さようなら」などと書いた絵カードをつくったり、授業中のルールをまとめた紙を壁に張っておくなど工夫してみましょう。

覚えたい、あいさつや礼儀

- 登校時は「おはよう」、下校時は「さようなら」などの基本的なあいさつと、するタイミング
- 手伝ってもらったときや借りたものを返すときは「ありがとう」とお礼を言う
- 消しゴムなどを借りるときは、「借りてもいい?」と相手の許可を得る

生活支援 6

交友関係に必要なルールを身につける

友だちとの交友関係がなかなか築けないことも、二次障害の要因となります。友だちづき合いの基本的なルールをしっかり覚えましょう。

さまざまなケースを想定して練習を

特性のある子どもは、友だちづき合いがうまくいかないケースが少なくありません。コミュニケーションが苦手なＡＳＤの子どもは、休み時間などに友だちとおしゃべりすることにストレスを感じてしまうこともあります。とくに思春期になると、会話の内容についていけない子どもは、友だちづき合いに負担を感じてしまう場合もあります。衝動性のあるＡＤＨＤの子どもは、人の話に割こんだり、場の空気に合わない態度をとったりして、浮いた存在になってしまうこともあります。

はた目には気にしていないように見えても、実は友だちができないことを人知れず悩んでいる場合もあります。そこで良好な交友関係を築くために、必要なルールやスキルを教えてあげましょう。

たとえば、話をするときは相手の顔を見る、人の話は最後まで聞くなどの基本的なルールは、家庭で繰り返し練習しましょう。また、どんなことを言われると人はいやな気分になるのかも、さまざまなケースを想定しながら伝えましょう。

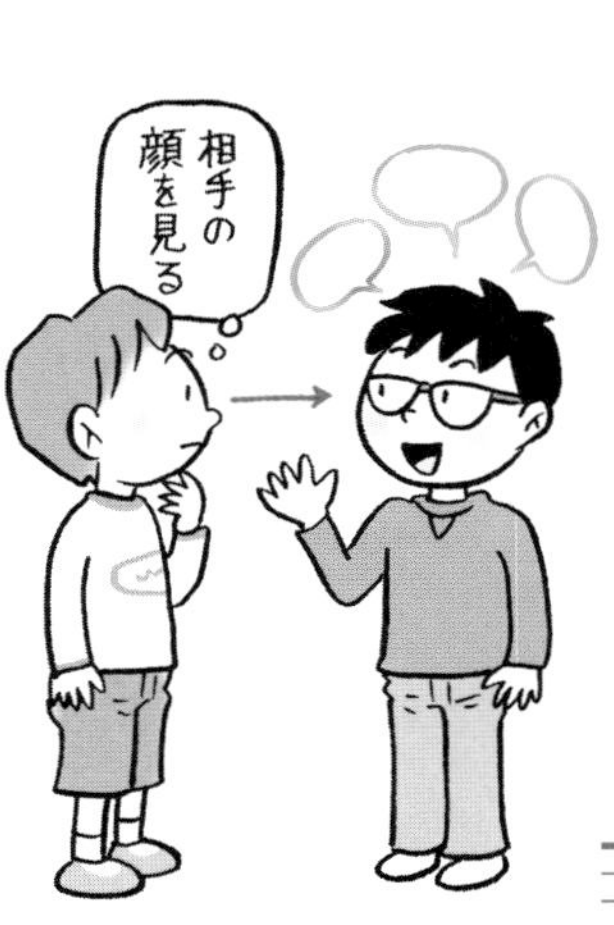

覚えたい、交友関係のルール

- 話をするときは相手の顔を見る
- 人の話は最後まで聞く（途中で割り込まない）
- 「太っているね」「その髪型変だね」など、人のいやがることは言わない
- 人の悪口は言わない
- 人前でHな話をしない

生活支援▼7

ソーシャルスキルトレーニング（SST）

子どもが社会的行動をとれるように訓練する方法の一つに、ソーシャルスキルトレーニング（SST）があります。

SSTは家庭でも行うことができる

ソーシャルスキルトレーニング(Social Skills Training)とは、人が社会でさまざまな人と関わりながら生きていくために、必要な技術を身につける社会生活技能訓練のことです。

人は成長の過程で出会うさまざまな人との関わりの中で、「した方がいいこと」「してはいけないこと」などを経験的にルールとして身につけていきます。

しかし、発達障害のある子どもの場合、それらをうまく身につけられない場合があります。

家庭で生活支援を行っているにもかかわらず、なかなか必要なスキルを身につけることができず、同じ失敗を繰り返してしまうとき、SSTはその状況を改善するため有効な手段になります。

SSTは、家庭でも行うことができますが、子どもの特性によってどのようなプログラムが最適かは変わってきます。

一度、SSTを行っている療育施設や病院などを訪ねて、専門家のアドバイスを受けた上で行うといいでしょう。

ソーシャルスキルトレーニングの対象となる子ども

- できることとできないことが極端に分かれる
- 指示を理解したり、判断したりするのが苦手
- コミュニケーションをとるのが苦手
- 人の気持ちを理解するのが苦手
- 空気を読むのが苦手
- 感情や行動をコントロールするのが苦手
- 情緒が安定していない

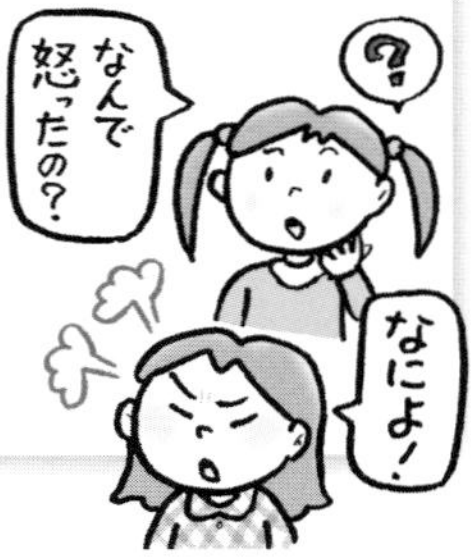

ソーシャルスキルトレーニングの実践例

あいさつ

適切なタイミングで適切なあいさつの言葉を言う練習をします。その際、表情や姿勢、身振り手振りなどのスキルも一緒に覚えることができます。家庭においては、親があいさつしている場面を積極的に子どもに見せてあげましょう。

ゲーム

ゲームを通じて、「ルールを守る」「勝ち負けの結果を受け止める」「仲間と協力する」などのスキルを身につけていきます。子どもが楽しみながら、無理なく学ぶことができるところがメリットです。

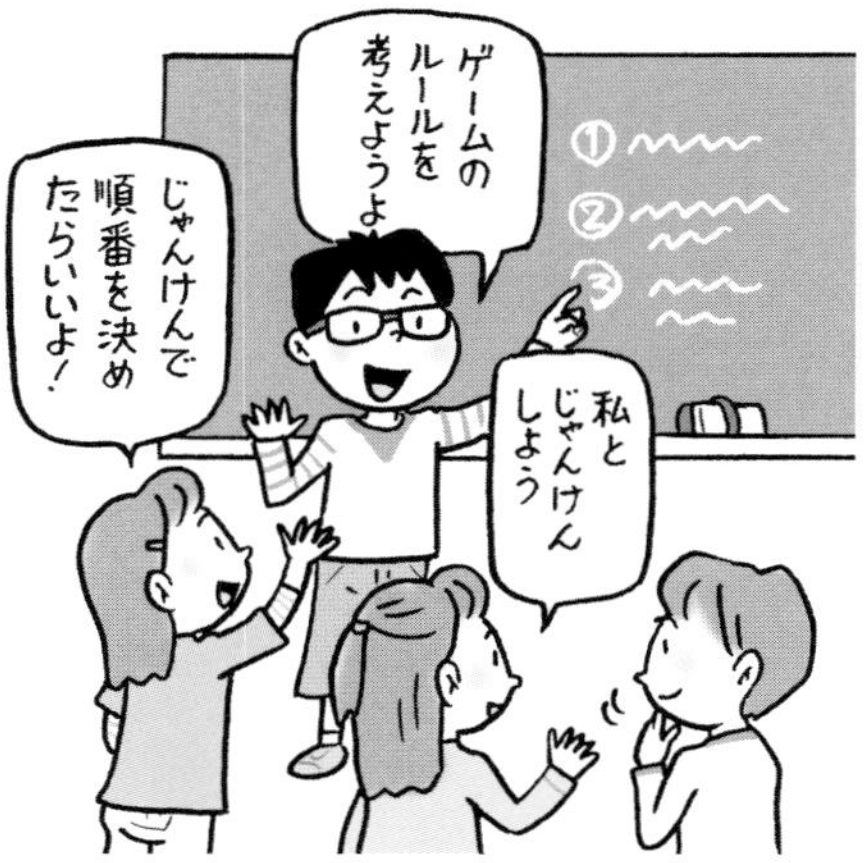
ゲームのルールを考えようよ
じゃんけんで順番を決めたらいいよ！
私とじゃんけんしよう

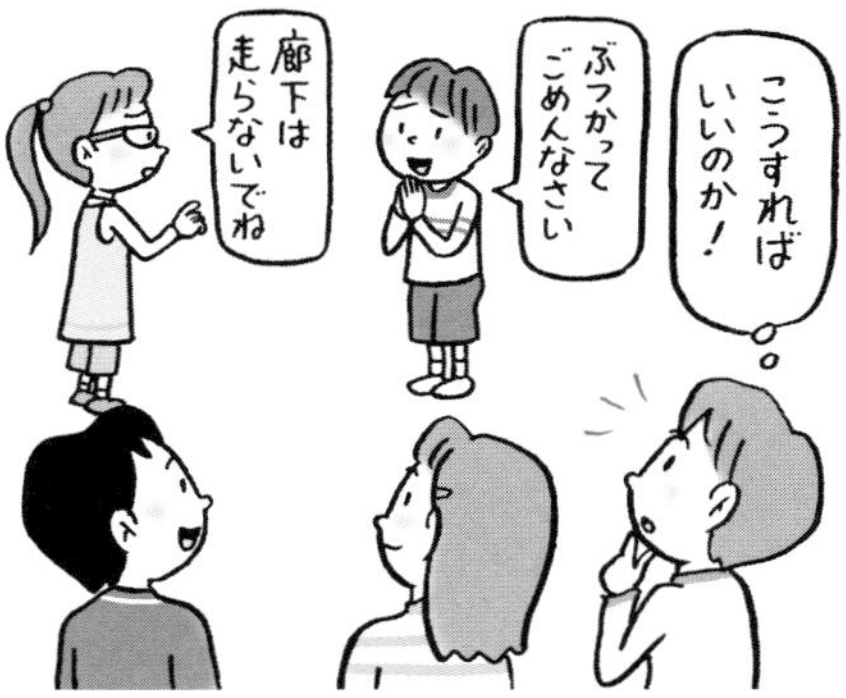
こうすればいいのか！
ぶつかってごめんなさい
廊下は走らないでね

ロールプレイ

たとえば、友だちとケンカをしてしまったあとどうしたらいいのか、寸劇に仕立てて子ども自身に演技をさせることで、どんなふるまいが適切なのかを学びます。現在課題となっていることを寸劇にアレンジすれば、家庭でも行うことができます。

共同作業

絵画、工作、調理など、「何かをつくって遊ぶ(食べる)」という楽しいゴールを目指す作業を、だれかと一緒に行うことを通じて、相談、役割分担、助け合いなど、社会生活に必要な技術を身につけていきます。

ソーシャルストーリー

おもにASDの子どもの理解力を高め、自分の意志で適切な言葉づかいや行動ができるように考案されたものです。絵と短い文章で構成されており、子どもがその文章を読むことで、その絵にある場面での適切なふるまいを覚えていきます。子どもの課題に合わせて、家庭でオリジナルのソーシャルストーリーをつくることも効果的です。

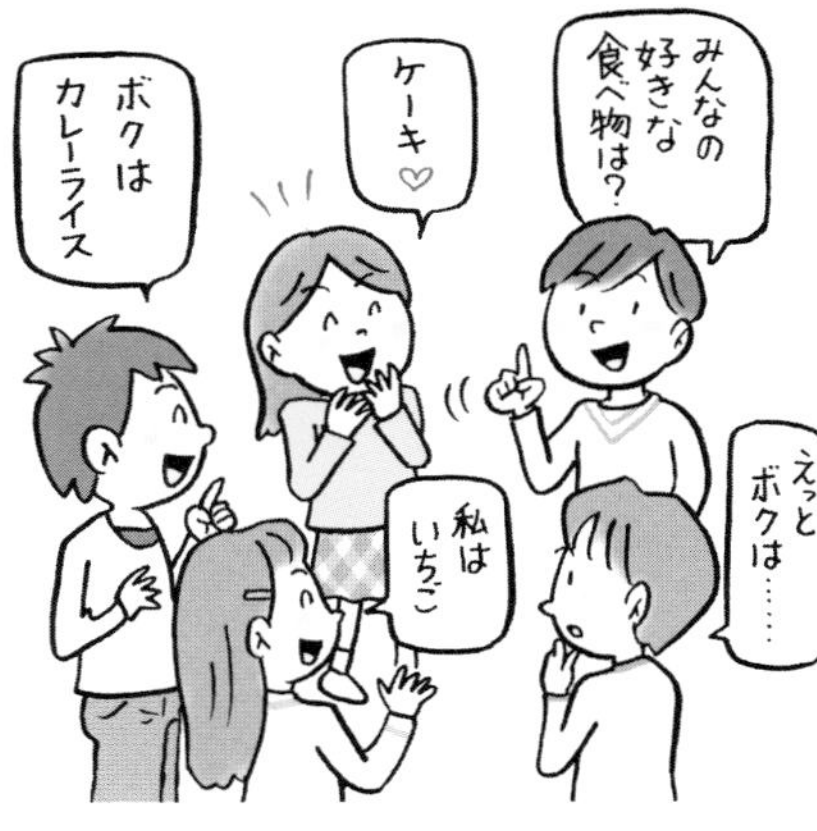
みんなの好きな食べ物は？
ケーキ♡
ボクはカレーライス
えっとボクは……
私はいちご

ディスカッション

だれかとディスカッションをすることを通じて、「相手の意見をしっかりと聞く」「自分の意見を述べる」という言葉のキャッチボールを学びます。家庭でも、子どもが興味を持ちそうなテーマを選んで行ってみるといいでしょう。

生活支援▼8

ペアレントトレーニング

ペアレントトレーニングは、子どものさまざまな問題の〝行動〟に焦点を当てて、具体的にどのような対応をとったらいいのかを学習していくプログラムです。

とくにADHDの子どもを持つ親に有効

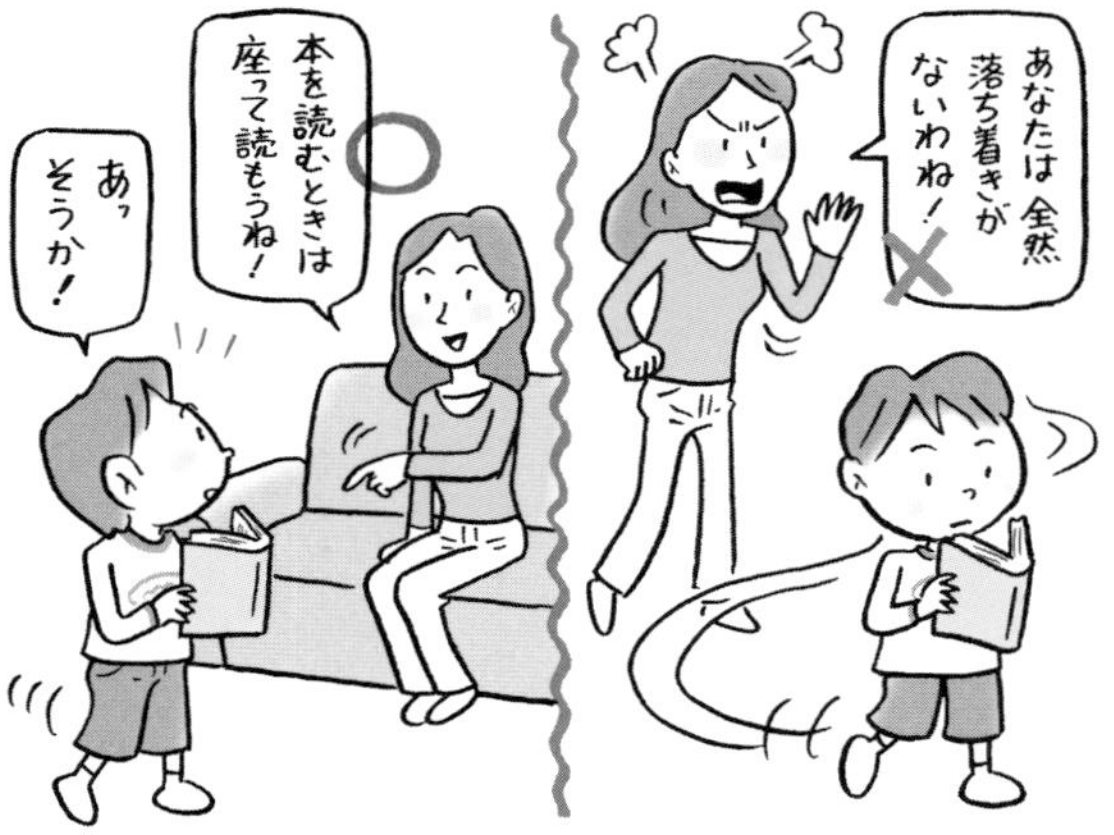

あなたは全然落ち着きがないわね！
本を読むときは座って読もうね！
あっそうか！

ペアレントトレーニングとは、子育てをしている親が、その役割を積極的に引き受けることができるように、親子をサポートすることを目的として開発されたものです。子育てにむずかしさを感じている家庭を対象としていますが、発達障害の子どものいる家庭、とくにADHDの子どもの親には非常に有効とされています。初期の子育てのつまずきは、のちに子どもの二次障害の引き金となる場合があるので、それを予防するためにも、適切な子育てのスキルを身につけましょう。

ペアレントトレーニングが目指すのは、以下の点です。

- 親が子どもの「性格」ではなく、「行動」で考えることができるようになること
- 子どもを叱ることで問題を解決しようとせず、「できた」ことに注目してほめること
- 同じ悩みを持つ親同士が仲間になること

子どもへの否定的な視点を肯定的な視点に変える

プログラムでは、子どもを一定期間観察し、その行動を「してほしい行動（続けさせたい行動）」「してほ

しくない行動（減らしたい行動）」「やめさせたい行動（許しがたい行動）」に分け、それぞれ記録しておきます。ちなみに、行動とは「見える、聞こえる、数えられる」ものを指し、「妹に優しくした」のは性格ですが、「妹に好きな本を貸してあげた」のは行動です。

　こうして記録された行動の中から「してほしい行動」に着目すると、ふだんは「できない子・困った子」と否定的にとらえていた子どもを、「これはできている、子どもなりにがんばっている」と肯定的にとらえることができるようになります。

　次に、子どもに簡単な指示を出し、それができたときは「すぐにほめる」練習をします。単に「えらいね」「がんばったね」ではなく、「お皿を運べてえらいね」「靴ひもをがんばって結べたね」と具体的な行動をほめることで、子どもは何が適正な行動なのかを学習していきます。

してほしい行動を見つけて、その行動を具体的にほめる

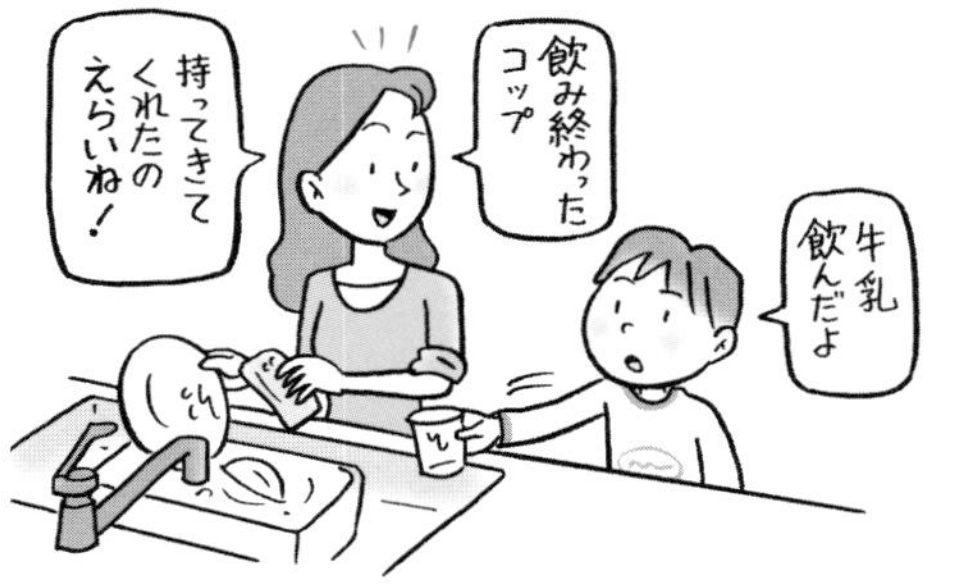
牛乳飲んだよ
飲み終わったコップ
持ってきてくれたのえらいね！

してほしくない行動をやめない

→ **指示を出し指示した行動ができたらほめる**

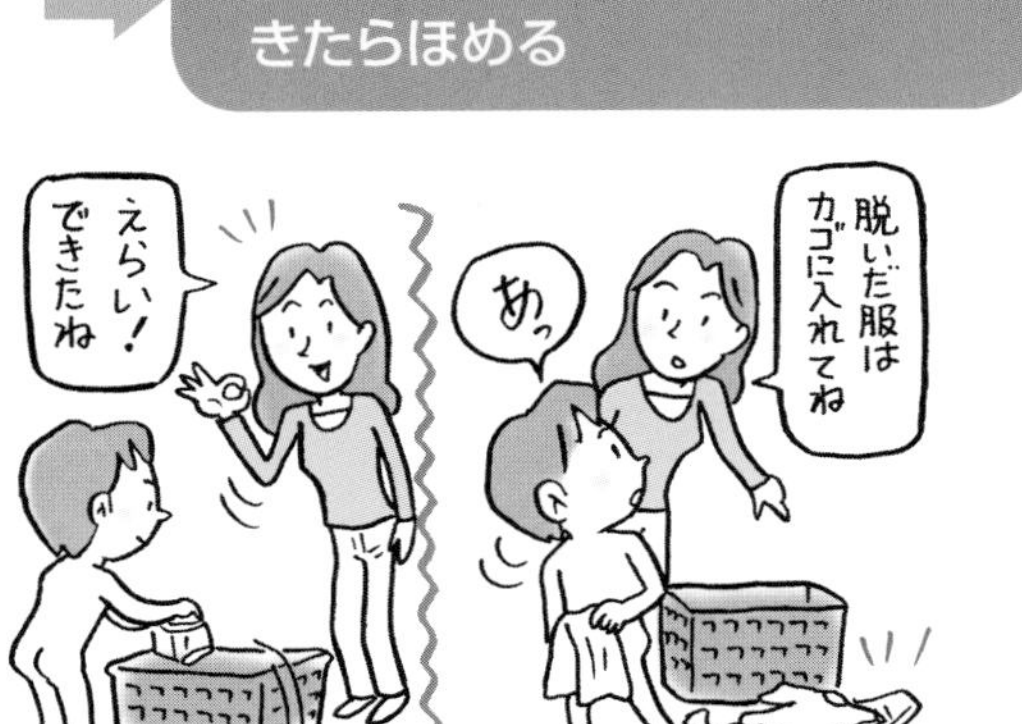
脱いだ服はカゴに入れてね
あっ
えらい！できたね

してほしくない行動をしたら、無視して待つ

→ **その行動をやめたら具体的にほめる**

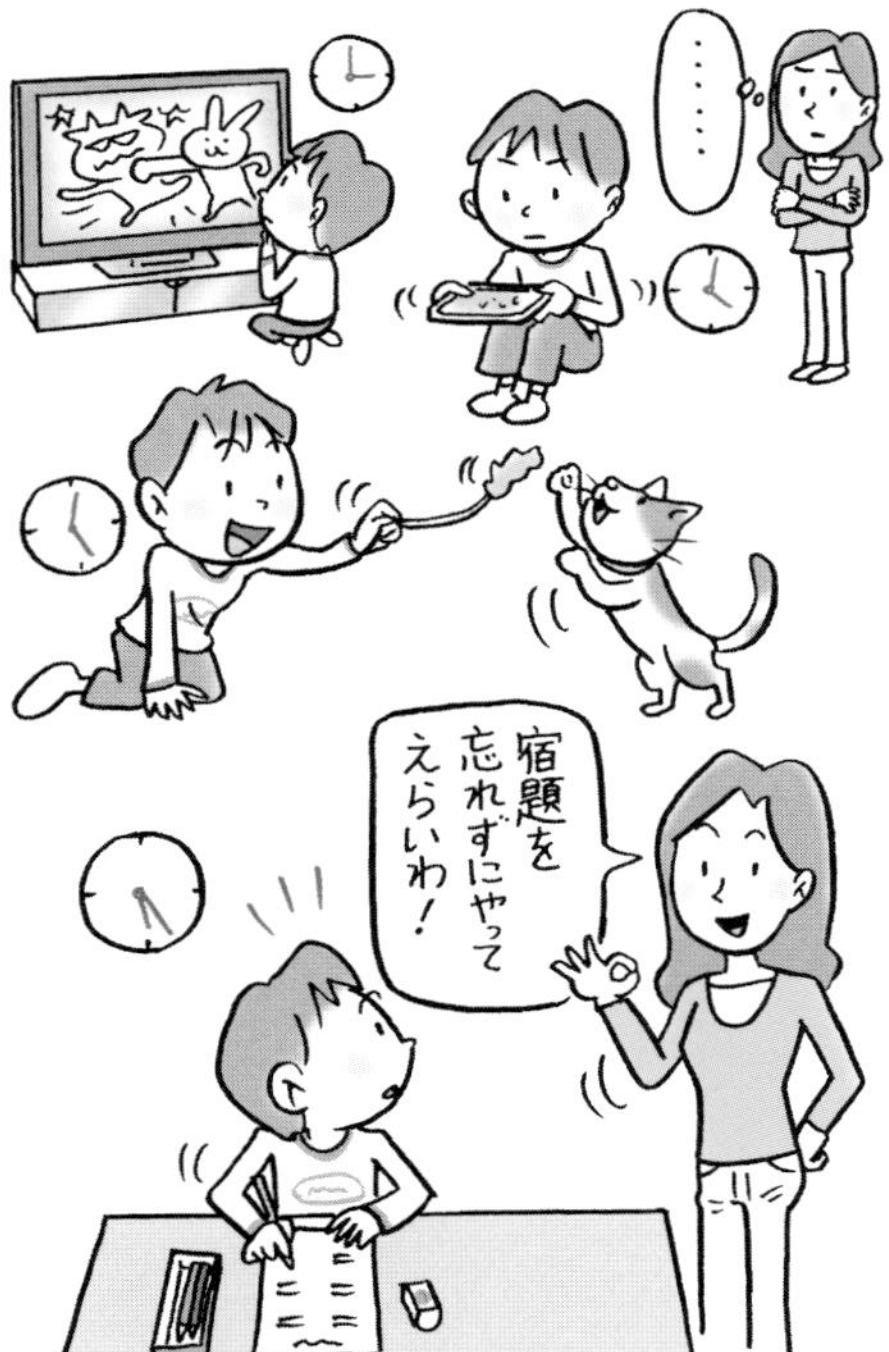
……
宿題を忘れずにやってえらいわ！

学習支援▼1

学習面でのつまずきを把握しよう

学業不振は、二次障害の大きな誘因の一つです。子どもが学習面のどんなところにつまずいているのかを把握し、苦手意識の低減に努めましょう。

子どもは、特定の能力に障害があるため、それに関わる科目や分野では最初からつまずくことが考えられます。

そこに気づかずにいると、やってもわからない勉強に苦手意識が芽生え、それが思春期を迎えるころまで続くと、勉強への無気力に変わっていき、〝うまくいっていない自分〟に劣等感を持ち始め、感情や行動がゆがんでいくおそれがあります。

そうなっていく前に、まずは子どもが何につまずいているのかを把握することが重要です。子どもが小学校低学年のうちは、できるだけ宿題や家庭学習などを見てあげるようにし、できないことを叱らず、わからないところをサポートしてあげましょう。

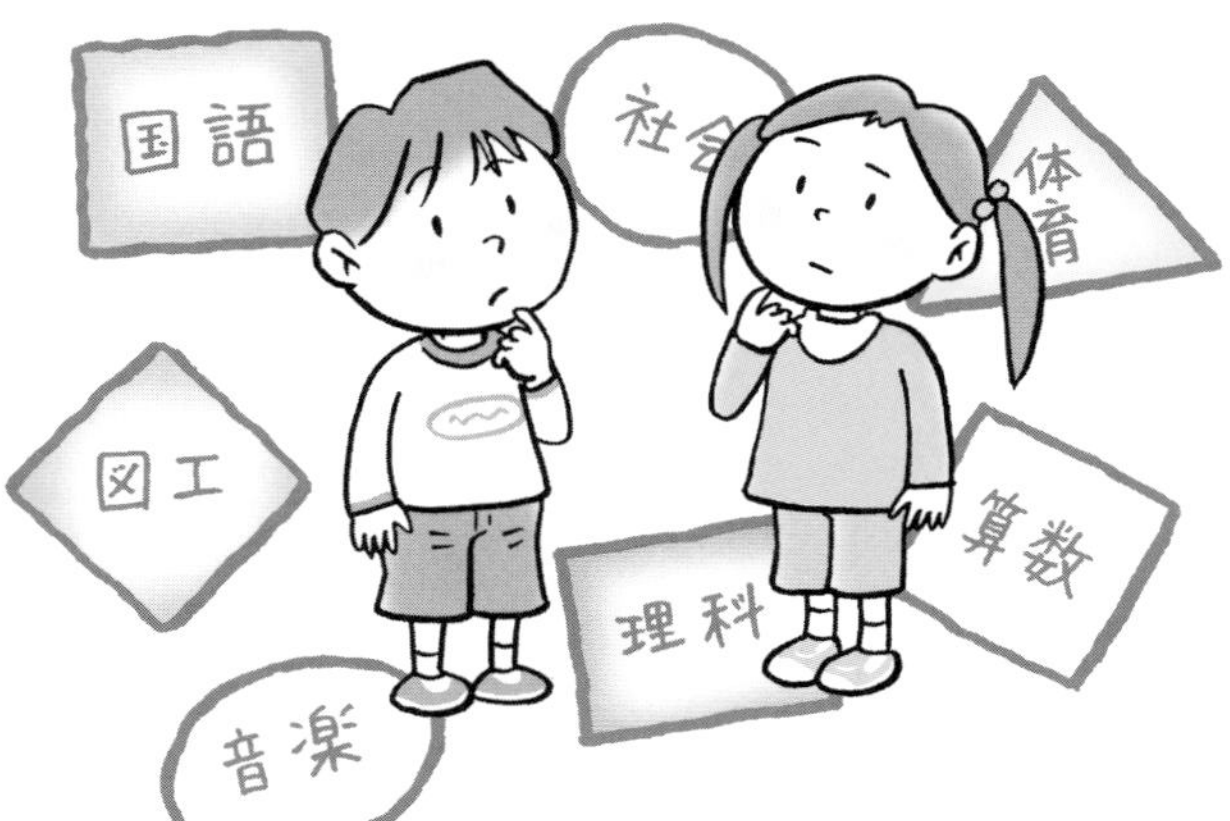

苦手意識を持たせないことが大事

小学校に入学してさまざまな科目を勉強するようになると、子どもがどの科目の何につまずいているのかがはっきりわかるようになります。

たとえば、ＡＳＤの子どもは、興味のあることとないことがはっきりしている場合が多く、興味の持てない科目や分野でつまずきやすいと想定できます。ＡＤＨＤの子どもは、多動性や衝動性から授業に集中しづらい場合があり、全般的に成績がふるわないことがあります。ＬＤの

学習支援 2

得意科目や分野を見つけて伸ばそう

発達障害のある子どもの場合、努力してもできないことがあります。できないことをできるようにするより、得意なことを見つけて伸ばす視点を持つことも大切です。

子どもは何か光るものを持っている

だれにも得意な分野はあります。

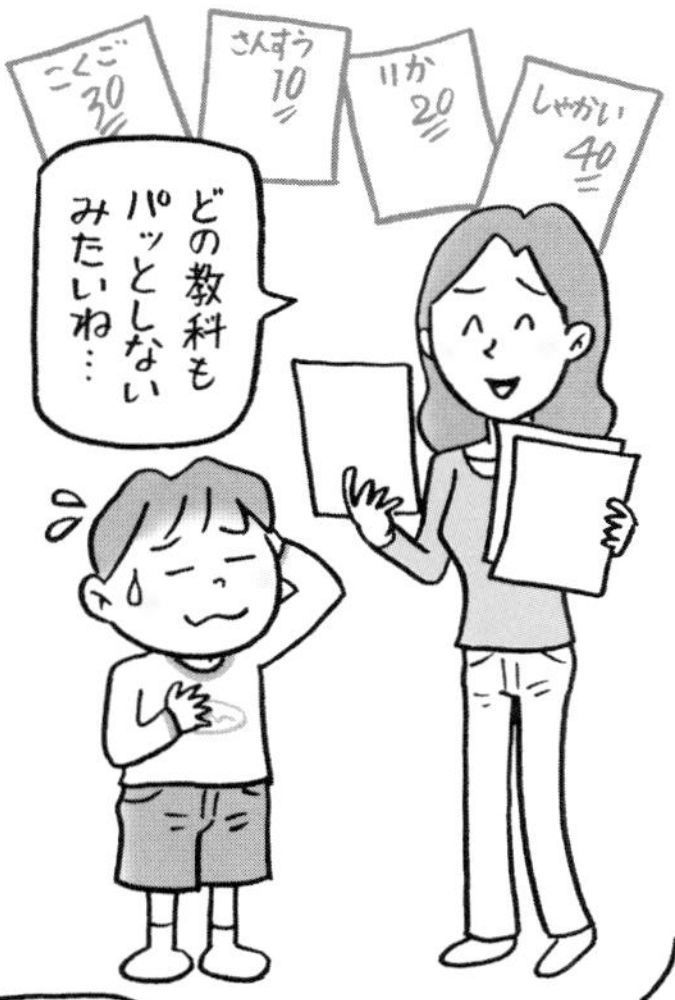
こくご 30
さんすう 10
りか 20
しゃかい 40
どの教科もパッとしないみたいね…

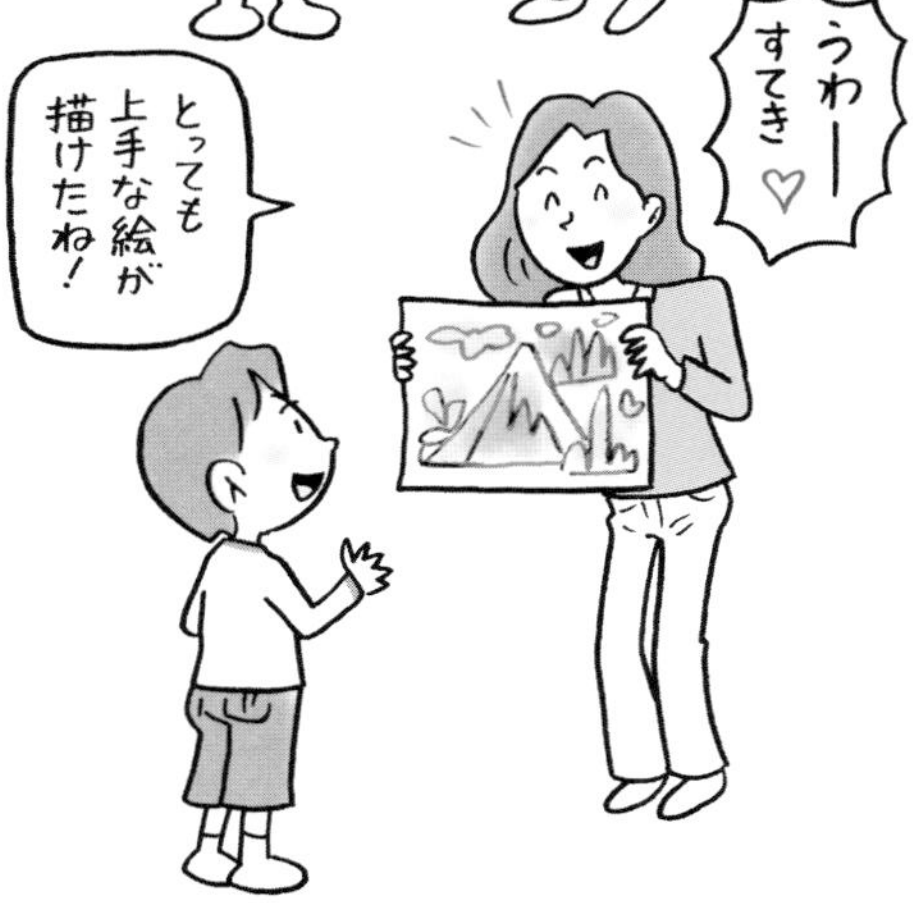
うわーすてき♡
とっても上手な絵が描けたね!

たとえば、ＡＳＤの子どもの場合、計算問題を解くのが苦手でも、暗記に関しては抜群の能力を発揮する場合があります。ＡＤＨＤの子どもが、先生の話に集中できなくても、実験の授業になると意欲的に取り組むことがあります。「読む」ことがうまくできないＬＤの子どもが、計算問題はすらすら解いてしまうこともあります。あるいは、主要な科目は全般的にパッとしなくても、絵が上手だったり、かけっこが速かったり、手先が器用な子どももいます。だれでも何か光るものを持っていたりするものです。

子どものできない科目や分野を気にするよりも、まずはできる科目や分野を見出して、伸ばしてあげましょう。何か一つでも〝強み〟があることが、子どもの意欲の源にもなり、自信にもつながります。

学習支援▼3

第三者の力を借りよう

小学校中学年以降の子どもの学習においては、親がつきっきりで見てあげるという方法が逆効果になることがあります。

かえって苦手意識を助長することも…

子どもが小学校中学年くらいになったら、家庭での勉強は親が横について見てあげるというスタイルから卒業した方がいいかもしれません。

学年が上がって学習内容がむずかしくなってくると、特性の有無にかかわらず、授業についていけなくなる子どもがでてきます。その遅れを何とか取り戻そうと、親はつい躍起になってしまい、子どもがなかなか覚えられないとイライラして、「どうしてこんなこともできないの？」と感情的に叱ってしまう場面が増えてきます。叱られてばかりいると、苦手意識を助長し、勉強をすること自体がいやになってしまう可能性があります。

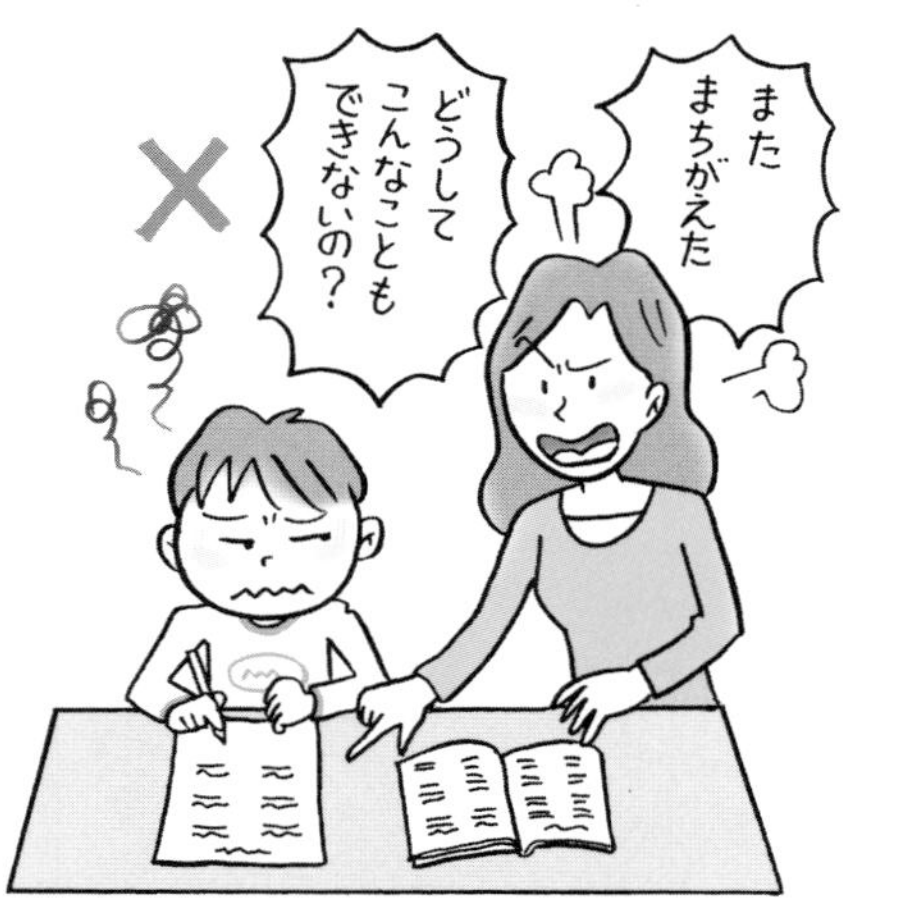
また
まちがえた
どうして
こんなことも
できないの？

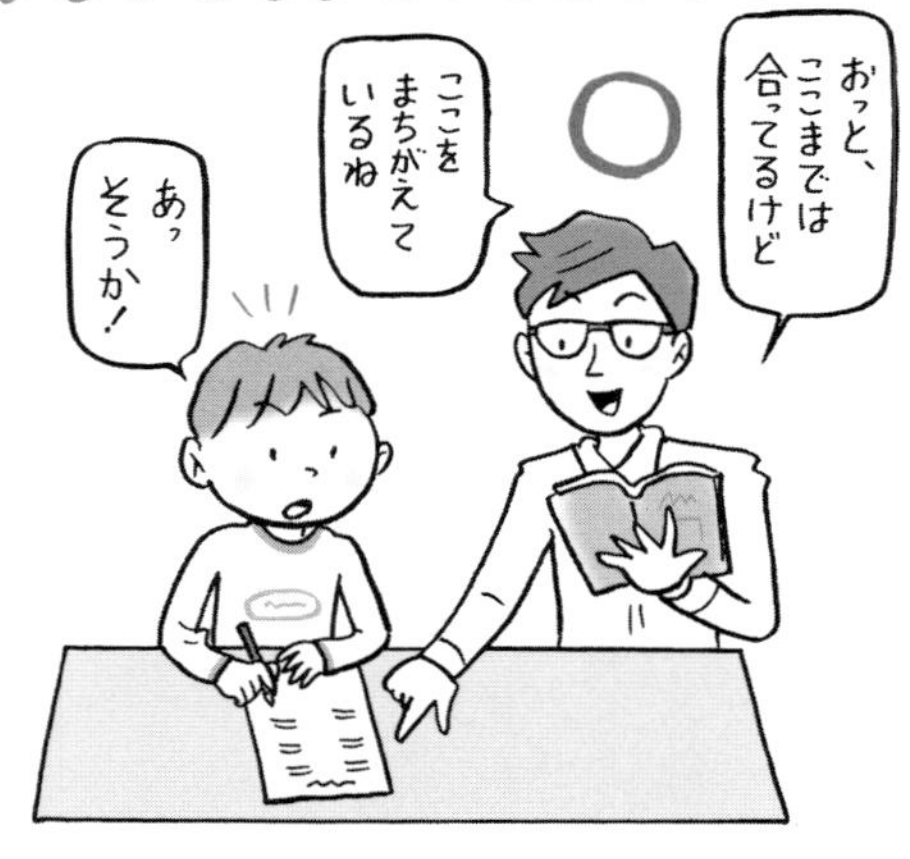
おっと、
ここまでは
合ってるけど
ここを
まちがえて
いるね
あっ
そうか！

とくにＬＤの子どもで、学習の遅れが目立ってきた場合、基本的に学校以外での学習は親が教えるよりも、個別指導体制をとっている塾や家庭教師など、第三者に任せる方がいいかもしれません。

学習支援▼4

子どもの意欲を低下させる「禁句」に注意

子どもに対して、これは言ってはいけないという禁句があります。子どもの意欲を低下させないためにも、子どもへの声かけには配慮しましょう。

苦痛に感じる言葉がある

親が子どもに対して無意識に口にしてしまうのが、「がんばりなさい」という言葉です。子どもは、ほかの子どもと同じようにできないことに焦りを感じていたり、自信を失いかけている場合があります。そこへ「がんばれ」とはっぱをかけると、プレッシャーになってしまう場合があります。同様に「やればできる」という声かけも、励ましているように聞こえますが、子どもにとっては苦痛に感じることがあります。

さらに、「ほかの子はできるのに……」や「やる気はあるの?」などの言葉は、決して口にしないでほしい禁句です。子どもの学習に遅れが目立ってくると、親としては気が気ではないかもしれませんが、うまくできないのは本人のやる気だけが問題ではありません。

こうした言葉をたびたび聞かされると、子どもは次第に「自分は何をやってもダメだ」「どうせ自分なんて……」と自己肯定感の低下を招くおそれがあります。子どもに意欲を持って勉強に取り組んでほしいと思うなら、むしろほめてその気にさせる方が得策です。

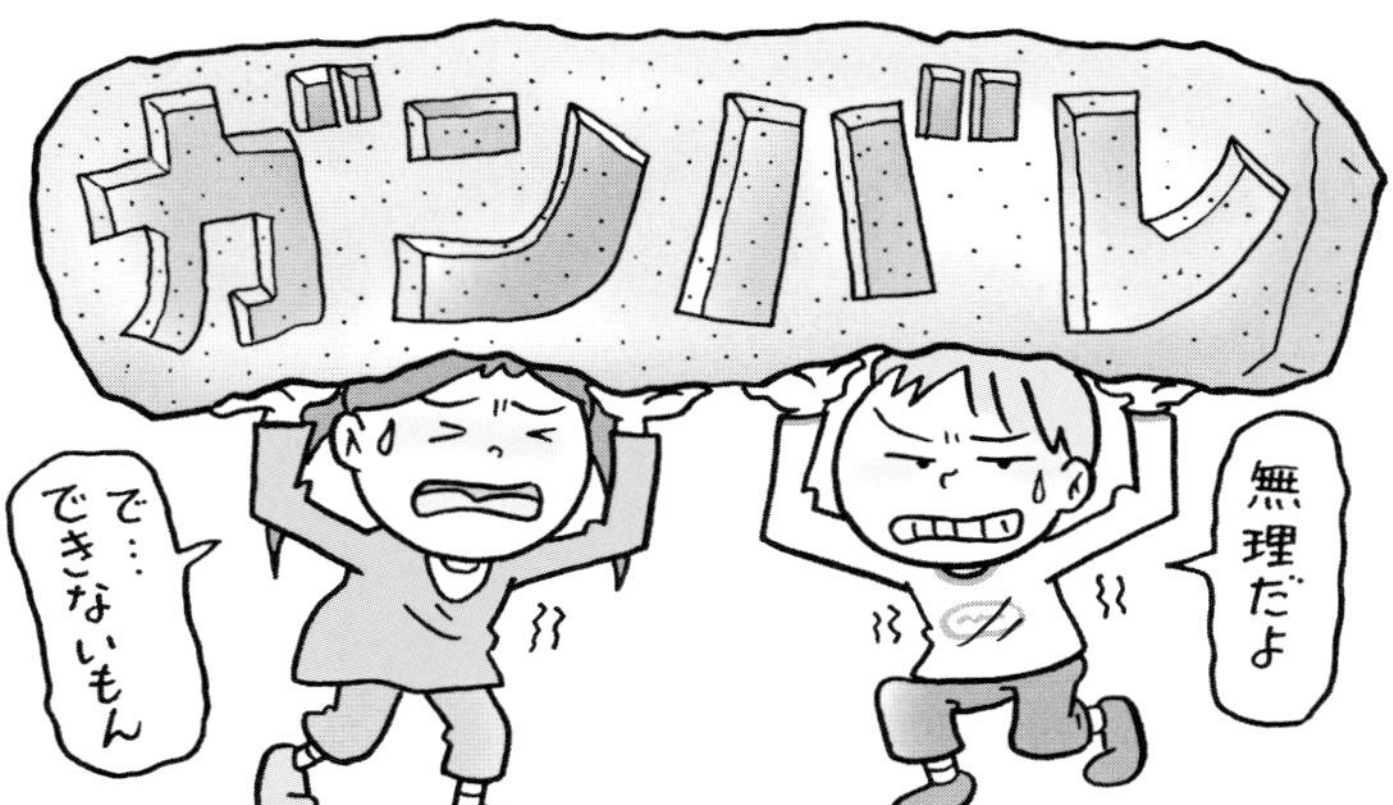

学習支援▼5

学習支援ツールを活用する

子ども一人ひとりが「わかる」授業を行うために、補助具やICT機器などのさまざまな学習支援ツールの活用に注目が集まっています。

特性による学習の困難をツールで補う

LDをはじめとする発達障害の子どもが抱える学習の困難さをサポートするツールとして、近年、補助具やICT機器が注目を集め、教育の現場への導入が進められています。

ICTとは、「Infomation and Communication Technology」の頭文字をとったもので、情報通信技術のことです。おもなものとして、パソコン、タブレットPC、電子黒板などの機器や、プリンター、プロジェクター、液晶テレビ、ディスプレーなどの周辺機器があります。

また、「書く」ことがむずかしい子どものために、板書を撮影するデジタルカメラ、集中が続かない子や音に過敏な子のためにヘッドフォンなどを使用する場合もあります。こうした補助具やICT機器を上手に用いることによって、困難のある子どもへの学習効果が期待できます。

既存のツールのほかに、手づくり教材を使うのも方法です。たとえば、「絵カード」「鏡文字カード」「漢字ブロックカード」「擬音・擬態語カード」など、ゲーム感覚で覚えられる便利な教材があるので、子どもの苦手に合わせて手づくりしたり、インターネットからダウンロードしてもいいでしょう。

子どもが学習に苦手意識を持つ前に、こうした学習支援ツールを上手に活用して、小さな「できた」「わかった」を増やしてあげましょう。

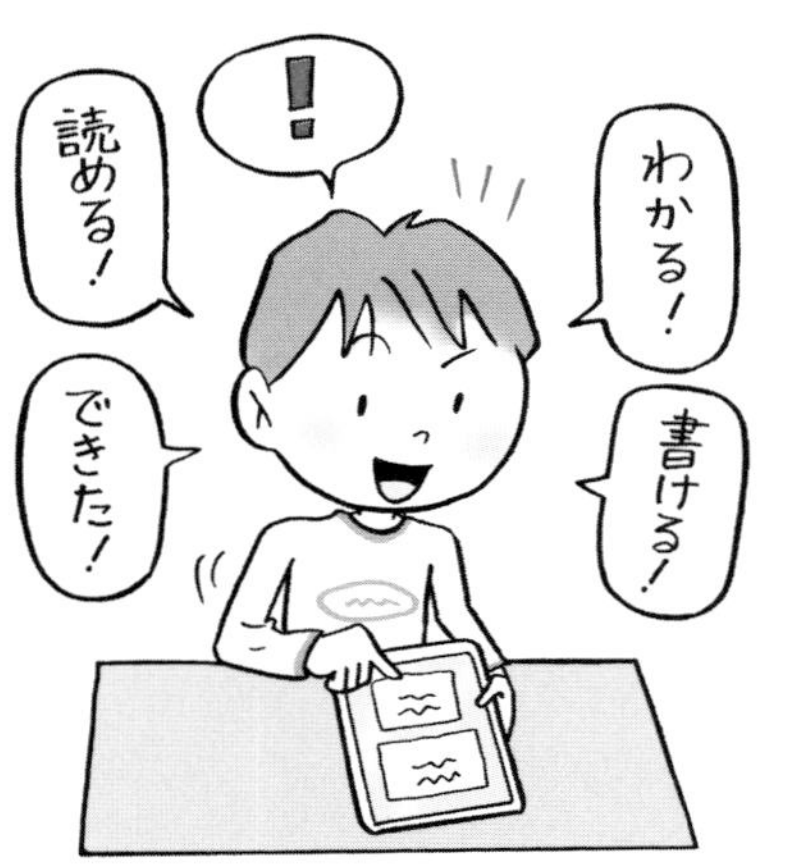

「書く」をサポートするツール

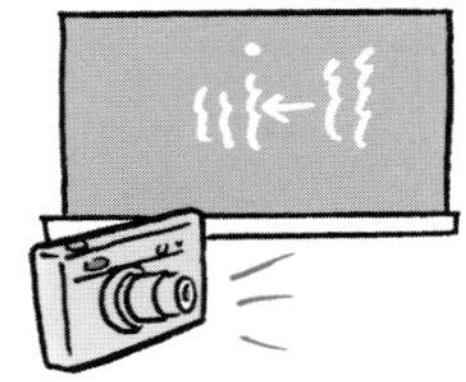

パソコン・タブレットPC

パソコンやタブレットPCを使ってキーボード入力や手描き入力をすることで、書くことが苦手な子どもでも、ノートをとったり、テストを受けることが可能になります。また、タブレットPCのアプリを利用して、正しい漢字の書き方を学ぶこともできます。

デジタルカメラ

スピーディに文字を書くことができない子どもは、デジカメやタブレットPCなどで板書を撮影しておくことで、放課後や帰宅後にゆっくりとそれを見ながら書き写すことができます。

「コミュニケーション」をサポートするツール

電子化された絵カード

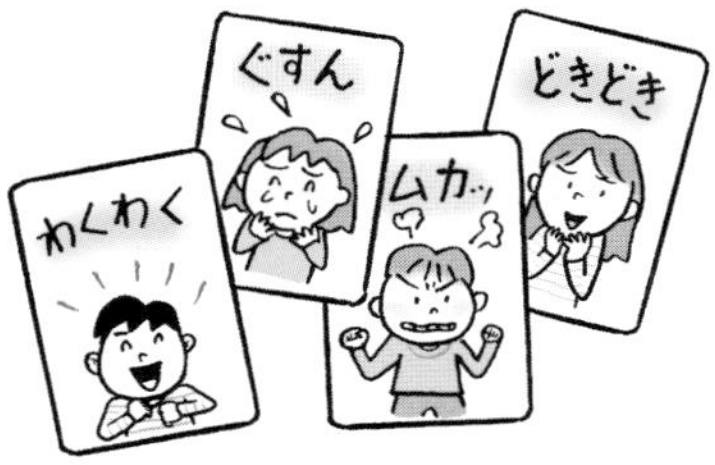
ぐすん
どきどき
わくわく
ムカッ

自分の気持ちや言いたいことを、言葉を選んで相手に伝えることが苦手な子どもには、電子化された絵カードを使って自分の言いたいことを選び、音声出力する方法があります。

「集中力」をサポートするツール

大型ディスプレー

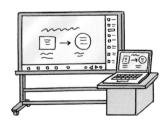

パソコンと大型ディスプレーを接続して、学習ソフトをディスプレーに映しながら学習を行うことで、子どもの興味や関心を引きつけ、集中力を持続させる効果があります。

ノイズキャンセリングヘッドフォン

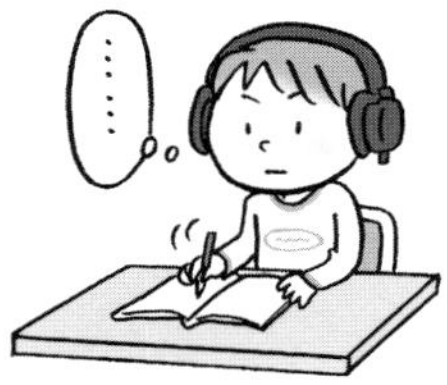

落ち着きがない子どもや、音に敏感で授業に集中しにくい子どもには、ノイズキャンセリングヘッドフォンを着けて雑音をシャットアウトすることで、集中力を高めることができます。

「聞く」をサポートするツール

パソコン・タブレットPC

パソコン要約筆記用ソフトを使って、先生や子どもたちの声をキーボードで入力すると、子どものタブレットPCに入力した文字が表示されます。これによって聞くのが苦手な子どもでも情報を得ることができます。

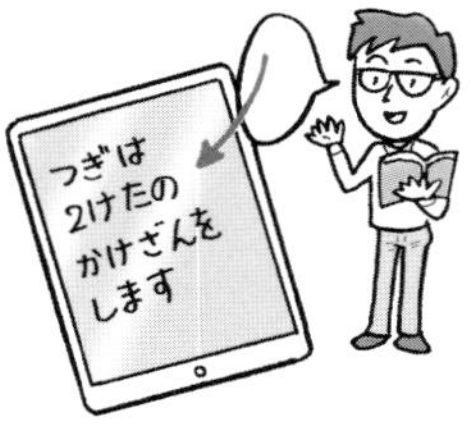
つぎは
2けたの
かけざんを
します

「読む」をサポートするツール

デジタル教科書

文字の拡大表示、画面の白黒反転、総ふり仮名などの工夫がされたデジタル教科書を使うことで、聞くことはできるけれど読むことが苦手な子どもでも、教科書や本で学ぶことができます。

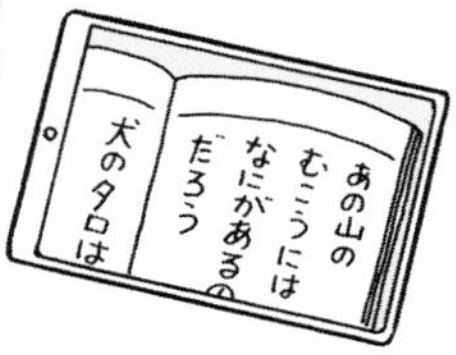
あの山の
むこうには
なにがあるの
だろう
犬のタロは

ペン型音声再生機

初めての漢字やなれない言い回しなどを読むことができない子どもには、ペン型音声再生機が便利です。読みがむずかしいところをペンで触れると、文章の内容を読み上げてくれます。

「苦手」をサポートする手づくり教材

- 絵カード
- 鏡文字カード
- 漢字ブロックカード
- 擬音・擬態語カード

家庭と学校が連携して子どもをサポート

小学校に入学すると、子どもはそれまでに感じたことのない劣等感や疎外感を持つ場面が増えてきます。家庭と学校がうまく連携することで、子どもの感じる生きづらさは、かなり軽減されます。

学校での子どもの様子を正しく把握する

子どもは小学校に入学すると、勉強やクラスメートとのつき合いなど、それまでとは異なる環境に戸惑うことが多くなります。学年が上がるにつれて、勉強の遅れや友だちとのトラブルから、劣等感を抱いたり、大きな壁に当たって学校に行くことに苦痛を感じてしまう子どもも少なくありません。そうした生きづらさを軽減してあげるには、家庭と学校がうまく連携することが重要です。

たとえば、学校の先生との面談は、子どもの学校での様子を知る絶好のチャンスです。先生から見た子どもの客観的な言動や行動をうかがい知ることができます。その際、子どもの特徴リストなどを持って行き、先生に家庭での様子を具体的に説明して、子どもの情報を共有しましょう。また、家庭訪問などの機会に、先生に自宅の様子を見てもらったり、家庭で行っている工夫などについて伝えておくことも大切です。

共通の言葉かけでサポートする

子どもに注意をするとき、ほめるとき、パニックを起こした際の対処法など、家庭では子どもにどのような言葉かけをしているのか、学校の先生に具体的に伝えておきましょう。たとえば、あいさつひとつとっても、家庭と学校で言うことが違っていては、子どもが混乱してしまいます。家庭と学校で同じ言葉かけや対応をすることで、子どもがスムーズにできることは多いものです。

また、特性のために学校で決められたルールやマナーを理解することがむずかしい子どもの場合、家庭で使っている手順表や絵カードと同じようなものを、学校でも使えるようにお願いして、子どもが戸惑わないように工夫することも有効です。

クラスメートに理解してもらうことも必要

状況によっては、子どもの特性を先生の口からクラスメートに説明してもらうことも必要です。クラスメートに理解してもらうことは、偏見やいじめを防ぐことにもつながります。

先生とよく話し合い、対応の方針が決まったら、クラスメートにわかりやすく伝えてもらいましょう。その際、発達障害の診断名や病気に関する表現には注意が必要です。思春期を迎えるころの子どもたちは好奇心が旺盛なので、余計な興味を刺激して逆効果になってしまう可能性があります。

子どもの特性について「こんなことが苦手なんだ」「こういうクセがあるけど気にしないであげよう」「こんなときは手伝ってあげよう」といった具合に、具体的に説明してもらうといいでしょう。それによって、子どもたちの間にもサポートしようという気持ちが芽生えてきます。

このようにいろいろな人の協力を得ながら、家庭で対応できること、学校がすべきことなど、役割分担をしてうまく連携をとりましょう。それが子どもの生きづらさを軽減し、二次障害の予防に大きく貢献します。

家庭と学校、上手な連携のポイント

- 家庭での問題点、学校での問題点をそれぞれが共有する
- 子どもの特性への支援体制を共有する
- 「ほめる言葉」「叱る言葉」を家庭と学校で統一する
- 可能な範囲で、勉強する環境を同じようにする
- 定期的に専門家を含めた話し合いの場を設ける

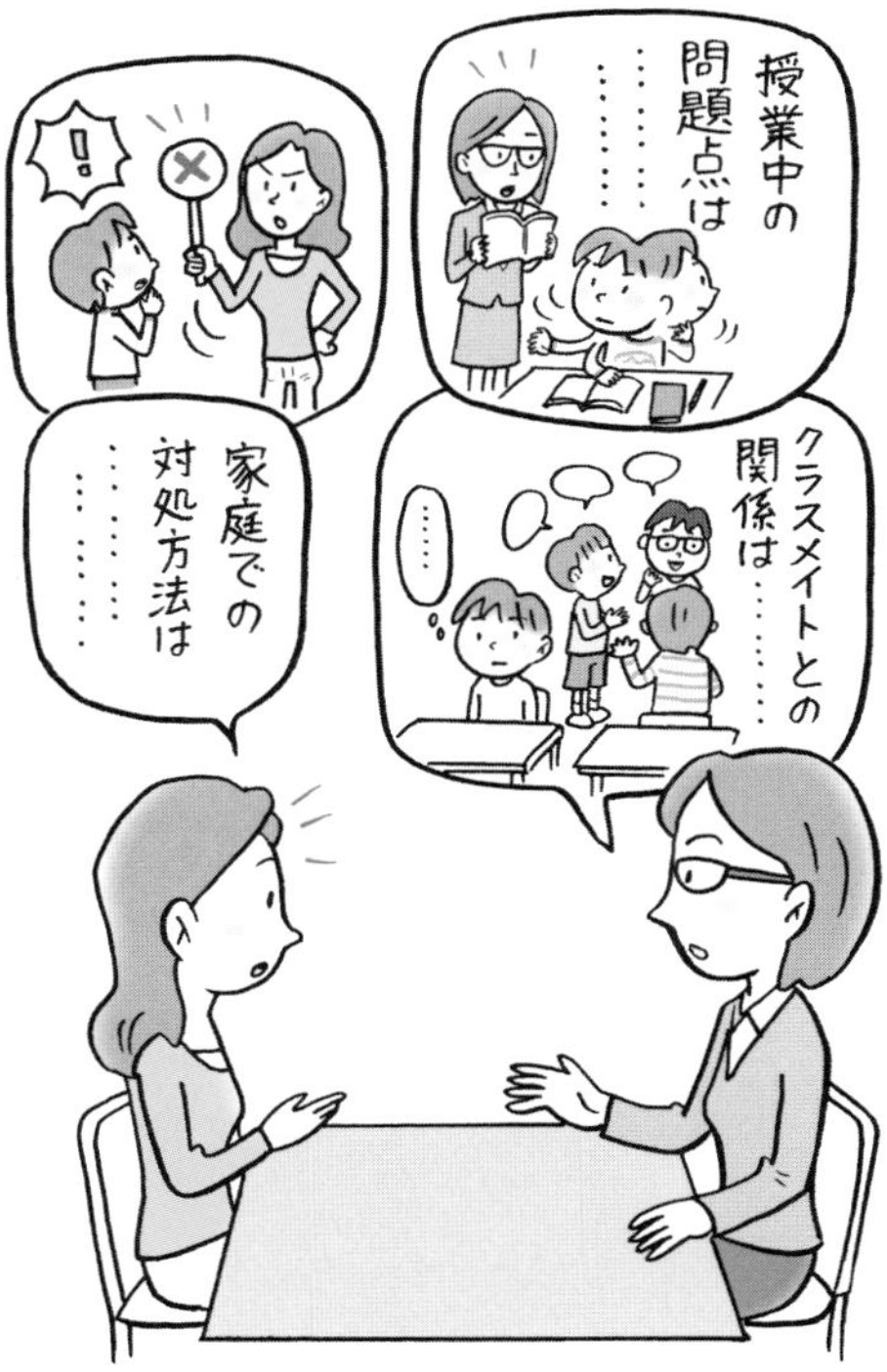
!
授業中の問題点は……
……
クラスメイトとの関係は……
家庭での対処方法は……

COLUMN 4

二次障害を防ぐには薬物療法も選択肢の一つ

ADHDの多動性や衝動性の改善に、薬が一定の効果を発揮することが知られています。子どもに薬を飲ませることに抵抗がある人もいるかもしれません。しかし、比較的に早い段階でADHDの診断がついた子どもで、親が薬物療法を望まなかったために、思春期を迎えてあり余るエネルギーを抑えきれず、つねにイライラしていたり、かんしゃくを起こしたり、他人に八つ当たりしてトラブルを招くといった例は少なくありません。二次障害を予防する観点からも、薬物療法は選択肢の一つといえます。

ADHDの治療薬には、おもに三つの種類があります。

●メチルフェニデート（商品名：コンサータ）

脳内のドーパミンの量を増やして、自己抑制を司る前頭前野の機能を向上させることで、ADHD特有の不注意や多動性、衝動性を抑える働きがあります。

●アトモキセチン（商品名：ストラテラ）

脳内のノルアドレナリンに作用し、働きをよくすることで、集中力を高め、段取りや時間概念を改善する働きがあります。

●グアンファシン（商品名：インチュニブ）

脳内のノルアドレナリンの受容体を刺激して、神経伝達を改善する働きがあります。多動性や衝動性、不注意を抑える作用は他の二剤より弱いですが、感情に作用して感情の爆発を防ぎ、他人に対する思いやりややる気を喚起します。

薬物療法を行えば困っている問題がすべて解決するわけではありませんが、薬である程度症状を抑えながら、子どものストレスの軽減に努めることにより、二次障害を予防する効果は大いに期待できます。

第5章

子どもの自己肯定感を高めよう

発達障害のある子どもを持つ親は、つい子どもの“できないこと”ばかりに目を向けてしまいがちです。しかし、少し目線を変えてみると、だれにも小さな“得意”や“好き”がたくさんあります。それを伸ばすサポートをすることで、子どもの自己肯定感が高まり、二次障害の予防やサポートにつながります。

発達障害の子どもにも長所はたくさんある

発達障害のある子どもでも、実は長所がたくさんあります。それを見つけてほめてあげると、子どもは自信を持ち、自己肯定感も高くなっていきます。

子どものできることに目を向けると景色が変わる

だれにも、好ききらいや得手不得手があるものです。ふつうの子どもなら、きらいなことや不得手なことでも、努力によって克服することができるかもしれません。しかし、発達障害のある子どもは、努力によって克服できるとは限りません。特性ゆえにできないこともあります。

たとえば、こだわりの強いＡＳＤの子どもは、自分の意に染まないことはやろうとしませんし、多動性や衝動性のあるＡＤＨＤの子どもは、一つのことに集中することが苦手です。読み書きに障害があるＬＤの子どもは、国語を学んでいく上で大きな困難がともないます。

しかし、できることや好きなことに目を向けると、見えてくる景色が変わってきます。好きなことにはとことん取り組む根気がありますし、意外な能力に気づくことも珍しくありません。たとえ、それがダンゴムシを捕まえることだったり、色のきれいな葉っぱを集めることだったとしても、「何の役にも立たないことばかりして……」などと思う必要はありません。対象が何であれ、意欲を持って何かをやり続ける気持ちを育んであげることが、子どもの〝できる〟や〝好き〟を長所に変えていくのです。

とにかくほめて、適切に叱る

子どもの長所を見つけ、それを伸ばしていくには、まず子どもの「できる」や「好き」を存分にやらせてあげることが重要です。

親ならつい、「そんなことばかりしていないで、勉強しなさい」と言ってしまいがちです。学校の先生も同じです。先生は子どもたちに勉強を教えて、中学や高校に行くための学力や状況を整える立場にあるので、やはり「勉強しなさい」が口から出てしまいます。しかし、特性のある子どもが意欲的に取り組んでいることを、やり続けさせてあげる度量を親や先生が持つことで、子どもの可能性は広がります。

　そして、長所を伸ばして子どもに自信を持たせるには、とにかく「ほめる」ことと適切に「叱る」ことが大きなカギをにぎっています。これは言葉で言うほど簡単ではなく、根気のいる作業ですが、子どもの成長を見据えながら、気負わずに取り組んでいきましょう。

長所になりうる特性とは

ASDの場合

特性① 人との関わりが苦手

- ➡ **長所①** 人の意見に左右されない
- ➡ **長所②** いわゆる忖度をせず、はっきりと自分の意見が言える

特性② コミュニケーションが苦手

- ➡ **長所①** 視覚的、聴覚的にすぐれた能力を持っている場合がある
- ➡ **長所②** 絵画や音楽など芸術面に秀でた才能を持っている場合がある

特性③ こだわりが強い

- ➡ **長所①** 好きなことには集中して取り組める
- ➡ **長所②** まじめ、几帳面、努力家
- ➡ **長所③** ルールを守れる
- ➡ **長所④** 目標達成への意欲が強い

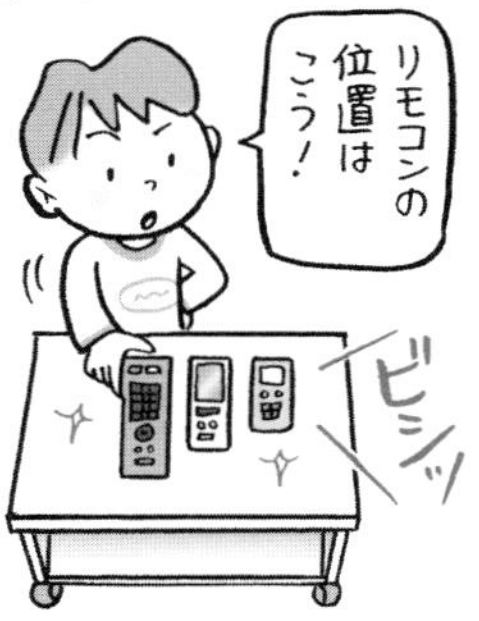
リモコンの位置はこう!
ビシッ

ADHDの場合

特性① 不注意

- ➡ **長所①** 新しいものに鼻がきく
- ➡ **長所②** 興味があることには没頭できる
- ➡ **長所③** アイデア豊かで発想力に富んでいる

特性② 多動性

- ➡ **長所①** 行動力がありエネルギッシュ

特性③ 衝動性

- ➡ **長所①** 積極的なコミュニケーション力がある
- ➡ **長所②** 頭の回転が速い
- ➡ **長所③** 感受性が高く共感力がある

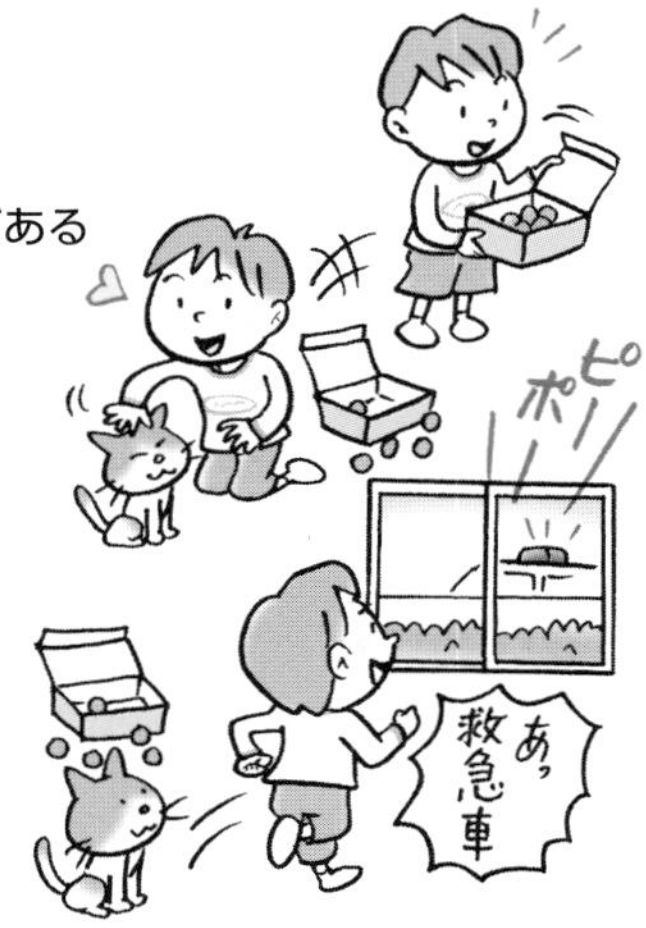
ポピ
あっ救急車

LDの場合

特性① 読み書きが苦手

- ➡ **長所①** 記憶力を養うことで克服できる場合がある

特性② 六つの能力の障害

- ➡ **長所①** 支援ツールの活用で苦手の克服も可能

ほめ方のコツ①
その場ですぐにほめる

ほめるときは、できたその場で間髪入れずにほめてあげることが肝心です。子ども自身が何をしたことに対してほめられたのかを実感しやすくするためです。

その場ですぐに、ほめられたことが伝わるようにほめる

「あのときはうまくできたね」「さっきはえらかったね」など、あとからほめても、子どもは何をほめられたのかがわからず、混乱してしまう場合があります。特性のある子どもは、「あのとき」「さっき」などの時間の概念や、「あの子」「あそこ」といった代名詞を理解できないことがあるのです。そこでほめるときは、できたその場ですぐにほめてあげることがポイントです。

さらに、ほめられたことが伝わるようにほめることも重要です。ＡＳＤの子どもの中には、人と目線を合わせない子もいますし、ＡＤＨＤの子どもは人の話を聞いていない場合もあります。ほめるときは子どもの近くに行って目線を合わせ、笑顔で伝えましょう。ときには、両手で「ＯＫサイン」をつくるなど、ジェスチャーを交えてほめるのも有効です。

子どもの中には、ほめられたことがうれしくて、何度も同じ行動を繰り返す場合がありますが、無視したり、「もういいわよ」などと言わずに、まずはほめて、次にすることを指示してあげるようにしましょう。

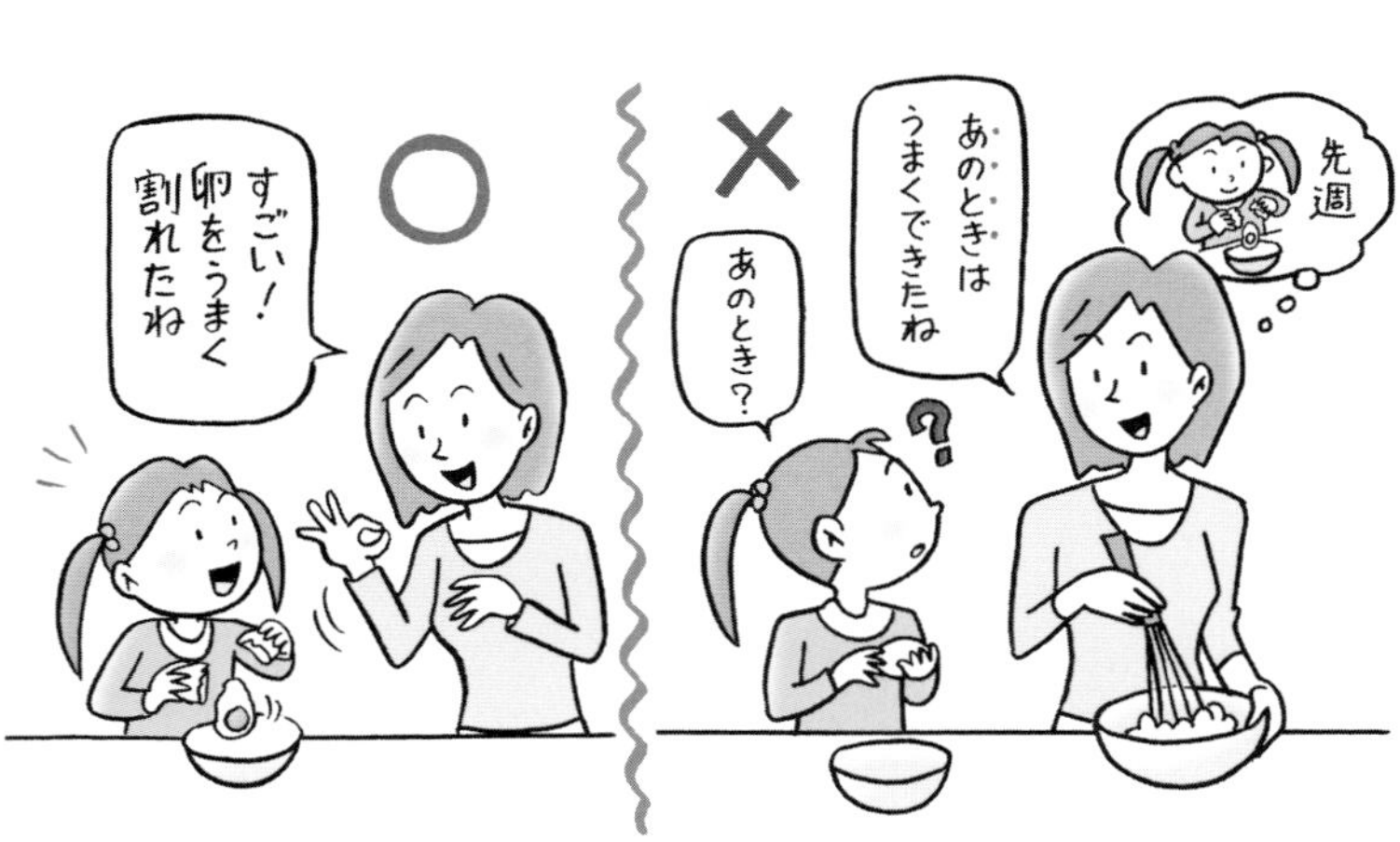

×
先週
あのときはうまくできたね
あのとき？
○
すごい！卵をうまく割れたね

ほめ方のコツ②

端的な言葉で具体的にほめる

特性によっては、あいまいな言葉や表現、長い文章を理解できない場合があります。子どもをほめるときは、わかりやすい言葉で短く伝えるようにしましょう。

何を評価されたのか わかるように伝える

たとえば、ＡＳＤの子どもの場合、ただ「よくできたね」と言っただけでは、何のことを言われているのかわからないことがあります。また、集中力の乏しいＡＤＨＤの子どもは、きちんと目を見て伝えないと聞き流してしまうかもしれません。前述の「すぐにほめる」にも通じることですが、子どもが「何を評価されたのか」がわかるようにほめることが大切です。そこでほめる際には、できるだけシンプルに、端的な言葉を使って具体的にほめることを意識しましょう。

特性によっては、言葉よりも表情や態度で示された方が理解しやすい場合があります。たとえば、真っ先に「すごいね！」「えらいね！」という言葉を使う、声のトーンを変える、笑顔で伝える、少し大げさなジェスチャーを加えるなど、方法はいろいろ考えられます。ほめたときの子どもの反応を見極めながら、子どもが理解しやすい方法で、「今、ほめているよ」という気持ちを子どもに伝える工夫をしてみましょう。

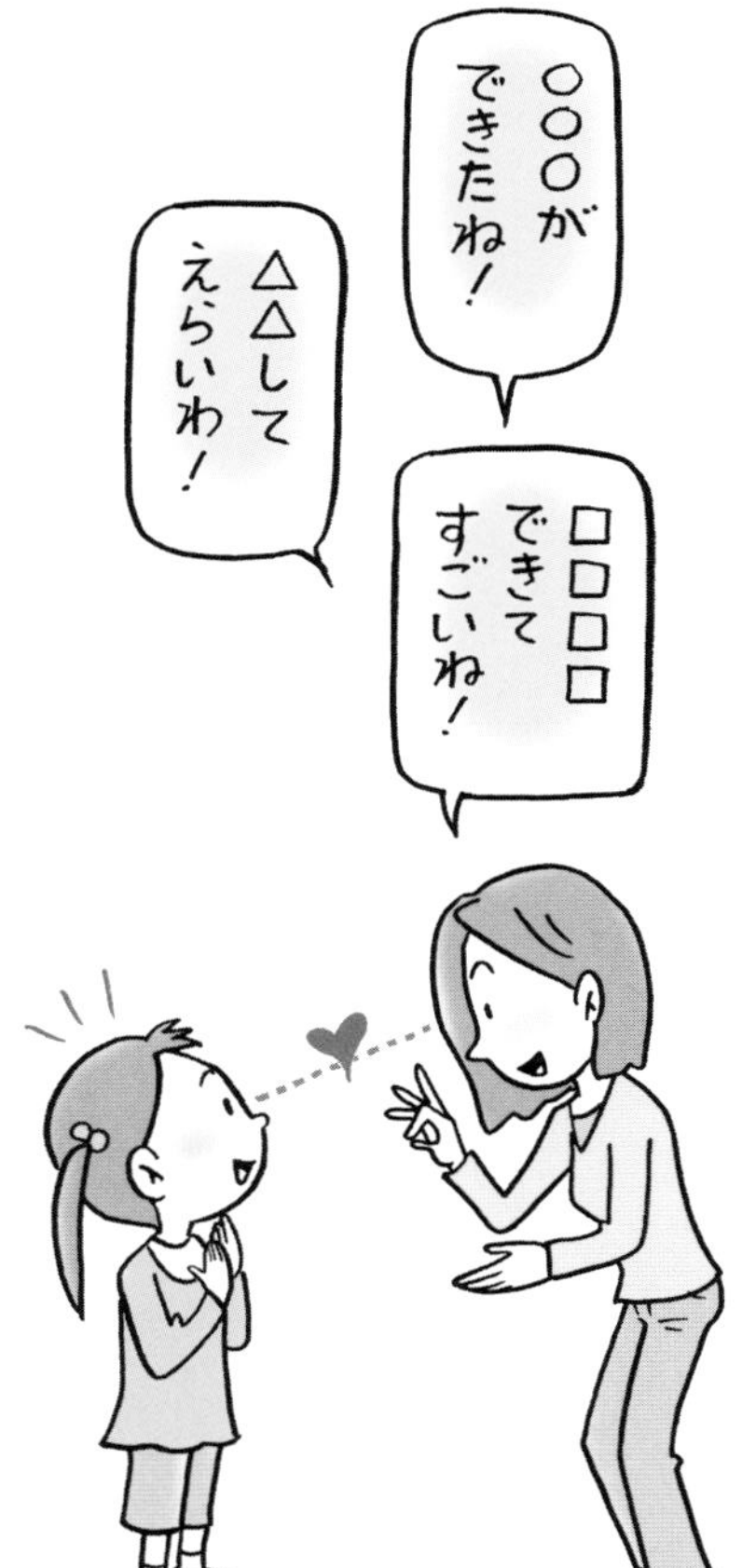

ほめ方のコツ③

得意分野を見つけてほめる

発達障害のある子どもは、できることとできないことがはっきり分かれる場合が多いものです。できることをほめて伸ばしてあげましょう。

うすることもできない場合が多いものです。

できないことはある程度目をつむりながら、"できる"ことに着目して、まずそれをしっかりほめてあげましょう。子どもは「これならできる」と実感することで、徐々に自信をつけていきます。

できないことは、ある程度目をつむることが大切

授業中ずっと座っていることが苦手でも、運動は得意でかけっこが速いという子どもはいます。国語の音読が苦手でも、世界の国旗をすべて暗記するほどの記憶力を持っている子どももいます。どんなにささいなことでも、得意分野や好きなことに着目してほめてあげましょう。

特性のある子どもにとって、"できない"のは努力が足りないとかわがままのせいではなく、自分ではど

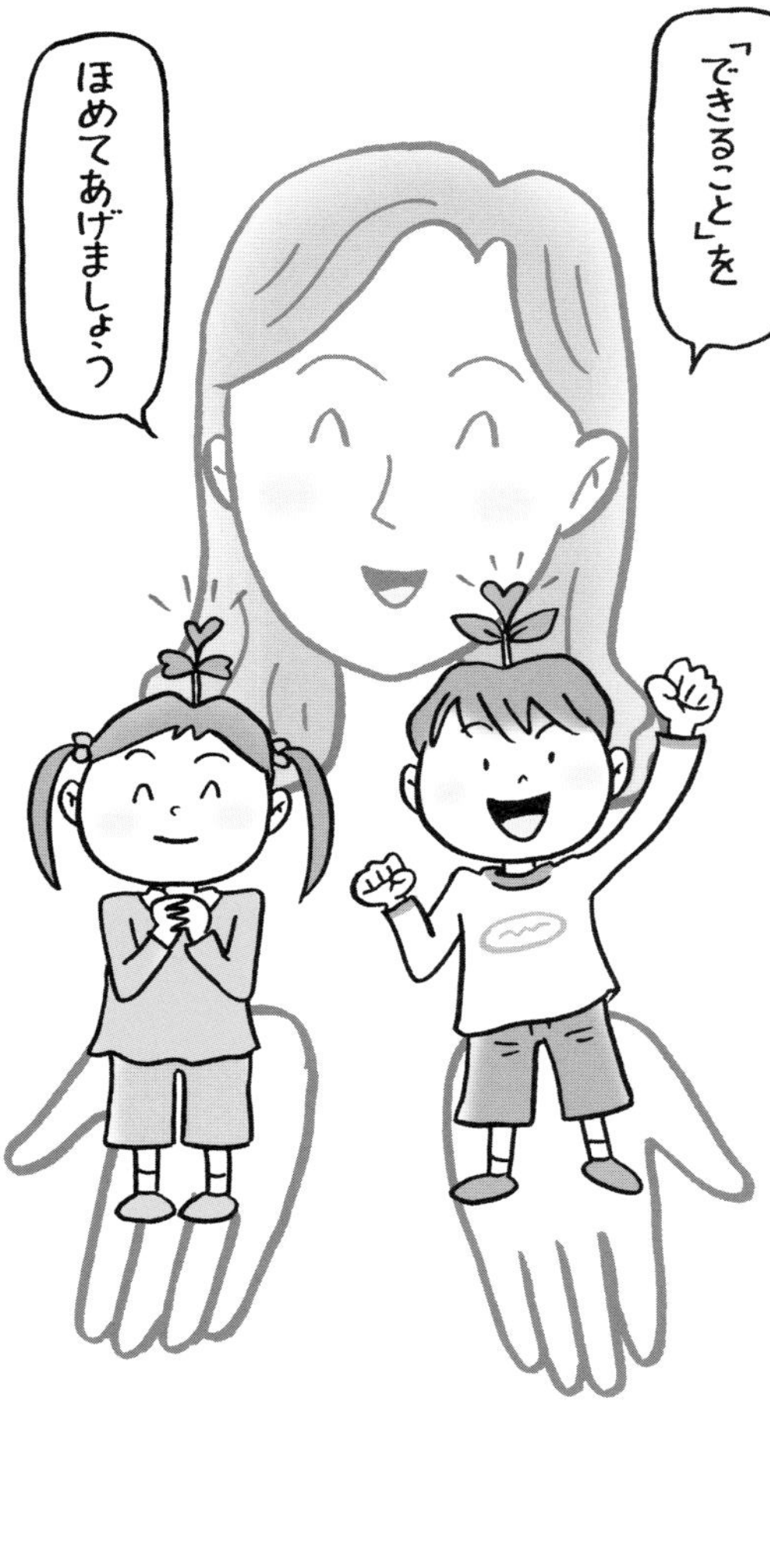

ほめ方のコツ④ お手伝いをさせて〝得意〟を見つける

お手伝いは、ほめるための最高の材料です。親と一緒に作業しながら言葉かけをすることで、できることが増えたり、興味が広がったり、日常生活のトラブルを減らすことにもつながります。

お手伝いは意欲や社会性を育むきっかけに

お手伝いは、子どもの隠れた得意を見つけ、意欲を育み、社会性を伸ばすきっかけになります。子どもは、自分の行動がだれかの役に立ったり、感謝されていることを実感することで、自分に自信が持てるようになります。

また、お手伝いをするときは、互いに声をかけ合いながら行うので、コミュニケーションの練習にもなります。上手にできたり、最後までやり遂げられたら、「えらいね」「うまくできたね」とほめてあげましょう。たとえ上手にできなくても、「手伝ってくれて助かったよ」とねぎらうことで、子どもは満足感や達成感を得ることができ、「もっとやりたい」という意欲にもつながります。

まずは「お片づけ」などできそうなところから、積極的にお手伝いをさせましょう。

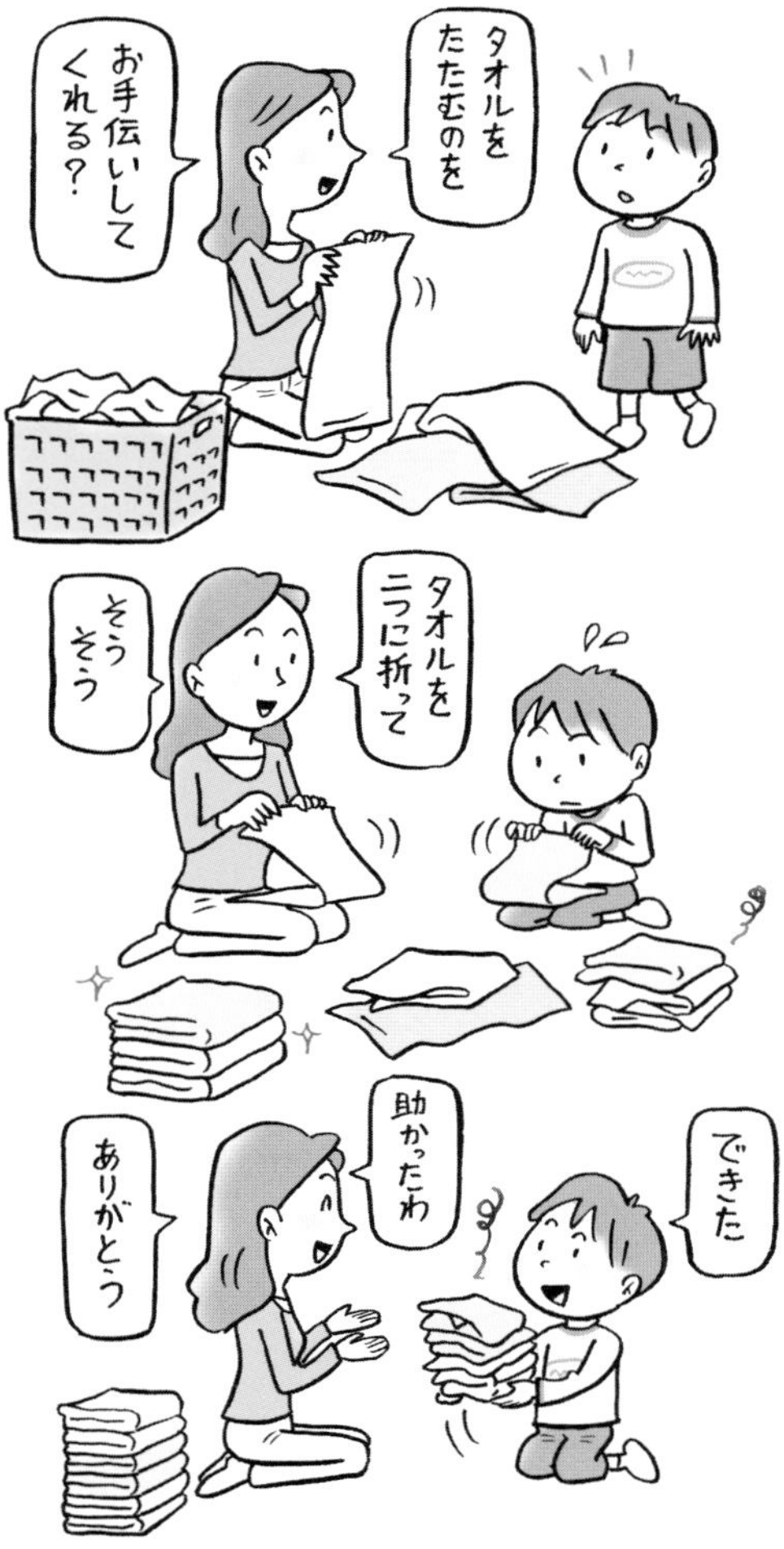
タオルをたたむのを
お手伝いしてくれる？
タオルを二つに折って
そうそう
できた
助かったわ
ありがとう

ほめ方のコツ⑤ 小さな成果も見逃さない

ふつうの子どもは当たり前にできることでも、特性のある子どもは「容易にできないことが多い」ということを、つねに頭に置いておきましょう。

ささいなことでも、できたらほめる

そのつもりはなくても、つい自分の子どもとほかの子どもを比べて、「○○ができない」「△△がうまくない」などと〝できない〟ことに目がいってしまいがちです。しかし、発達障害のある子どもは、ふつうの子どもが当たり前にできることが、なかなかできなかったり、上手にいかなかったりします。

この場合、子どもの「それまで」と「今」を比べるようにしましょう。

たとえば、それまではいすに五分と座っていられなかったのに今日は一〇分座っていられた、苦手の縄跳びが連続三回跳べるようになったなどは、子どもが一つのハードルを越えた瞬間といえます。どんなに小さな成果でも、見逃さずにほめてあげましょう。

また、一つの成果が上がったら、すかさず次の目標を立ててみましょう。

「次は三〇分座って本を読んでみよう」「今度は縄跳びを五回跳べるようになろう」というように、次に目指す目標を明確にし、子どもがそれに向かって努力する姿勢を応援してあげるのもポイントです。

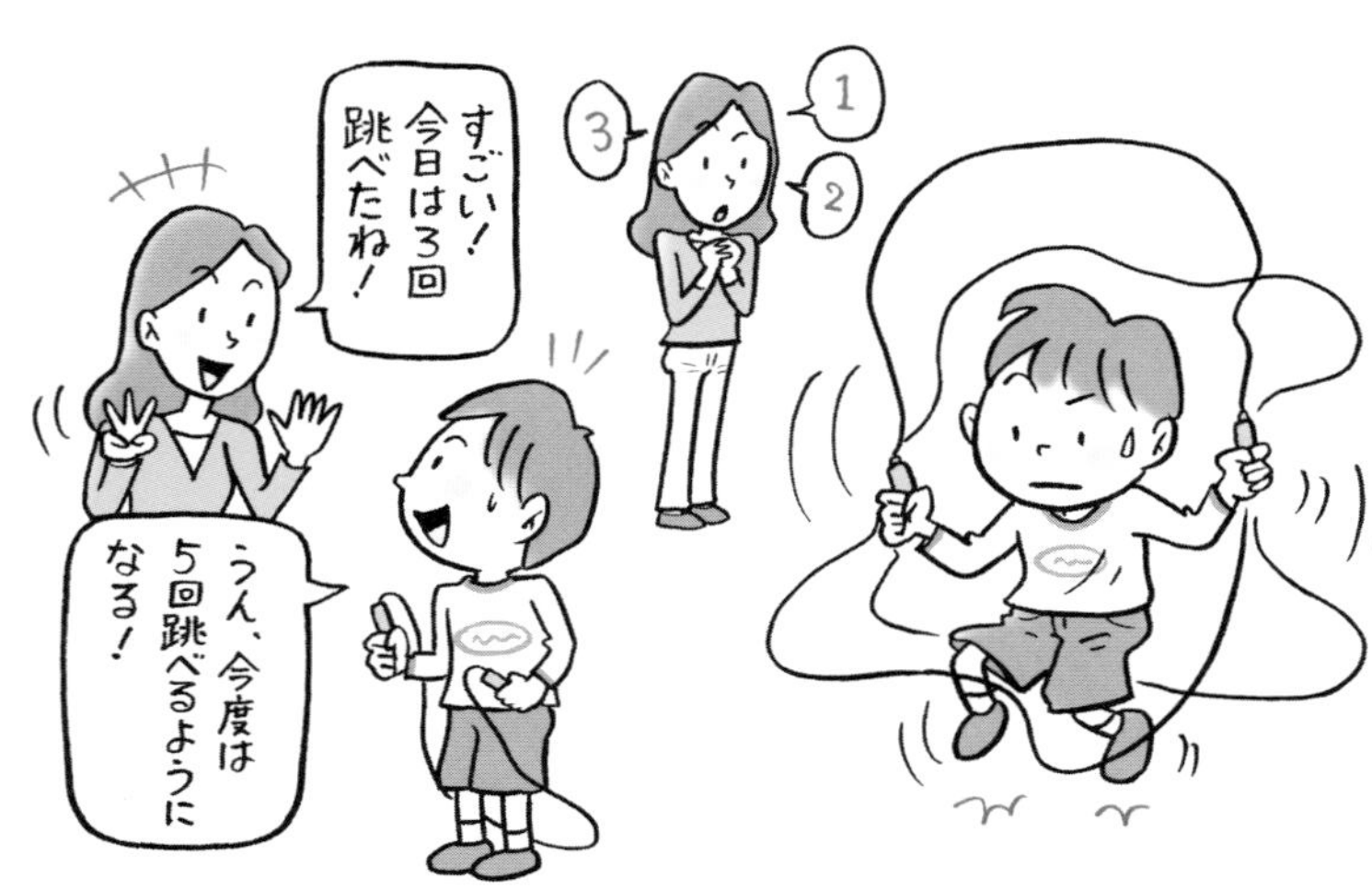
1
2
3
すごい！今日は3回跳べたね！
うん、今度は5回跳べるようになる！

ほめ方のコツ⑥ 勉強以外の部分もほめる

親としては、勉強のできる・できないは気になるところでしょう。しかし、勉強以外にもほめるべきことはたくさんあります。子どものいいところをたくさん発見しましょう。

どんな子どもにもいいところがある

子どもが小学校に通い始めると、親はどうしても勉強の遅れが気になってしまいがちです。しかし、特性のために苦手な教科や実技科目があり、何より本人が「がんばっているつもりなのに、どうしてできないんだろう」と気にしていることも多いものです。それがやがて劣等感や意欲の低下につながっていく可能性もあります。

この場合、勉強以外のことにも目を向けてみましょう。たとえば、子どもが熱心に折り紙をしていたら、「何をつくっているの？」「折り目がきれいだね」などと声をかけてあげましょう。親が共感して評価することで、子どもは少しずつ自信が持てるようになります。生活面でも、元気にあいさつができる、いつもニコニコしている、ペットをかわいがるなど、いいところを見つけてほめてあげましょう。

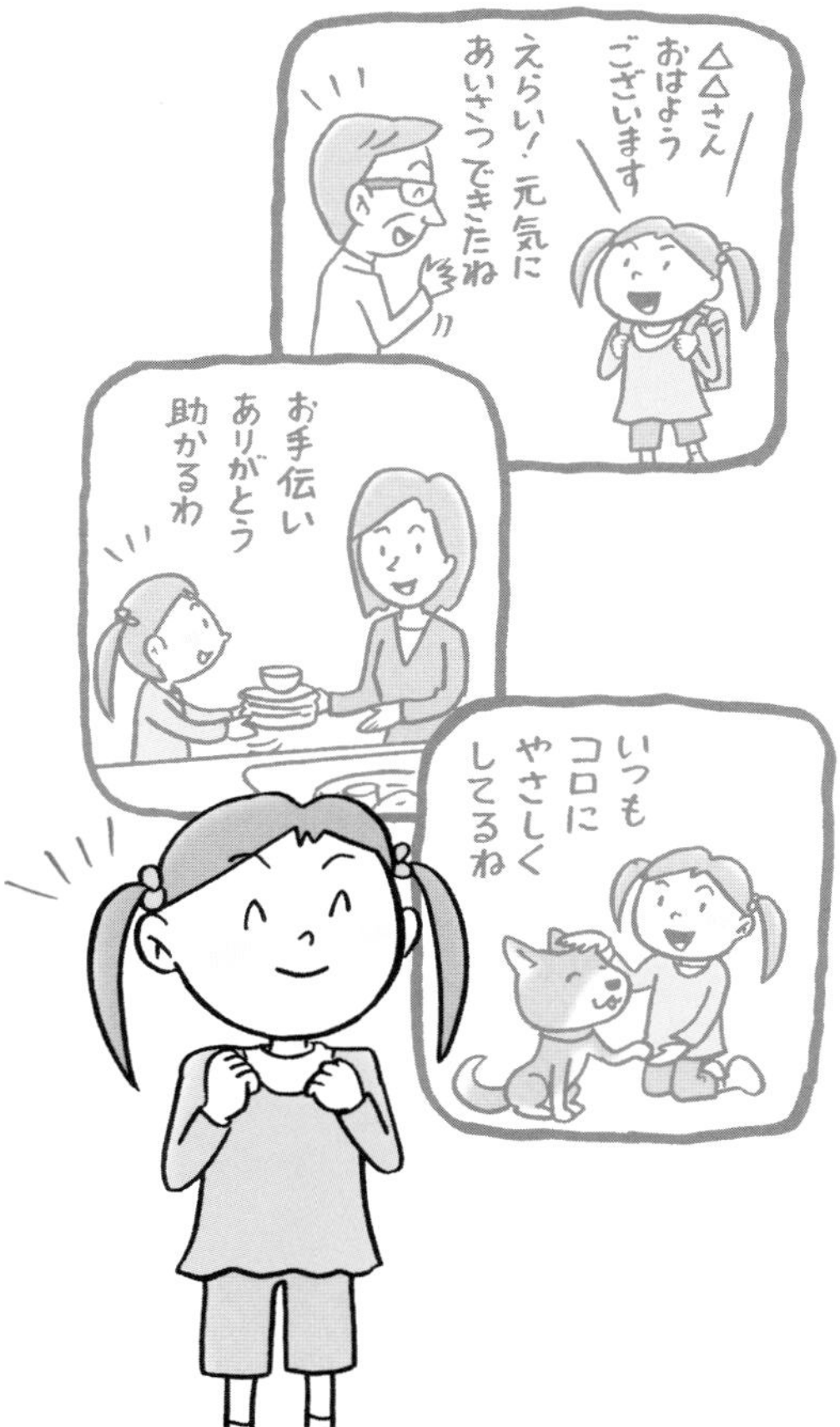
△△さん おはよう ございます
えらい！ 元気に あいさつできたね
お手伝い ありがとう 助かるわ
いつも コロに やさしく してるね

ほめ方のコツ⑦

たまにごほうびをあげるのも有効

ほめるときは言葉だけでなく、ときには形あるごほうびをあげることも一つの方法です。子どもは大きな達成感が得られ、がんばろうという気持ちがわきやすくなります。

言葉よりごほうびが効果的なこともある

がんばったことやできたことがあったときは、ほめ言葉と一緒にごほうびも考えてみましょう。形あるごほうびを手にすることで大きな達成感が得られ、それが意欲につながっていきます。子どもの好きなおやつを出してあげたり、ゲームを三〇分やらせてあげるなど、子どもの喜ぶごほうびをいくつか用意しておくといいでしょう。とくにADHDの子どもには効果的です。

ただ、ごほうびをあげるには一定の限度やルールを設けておくことが必要です。やみくもにあげると、何かをもらえることが当たり前になってしまい、ごほうびではなくなってしまいます。どんなときにどのようなごほうびがもらえるかを、子どもと話し合って決めておきましょう。

「ごほうびをだしにして何かをさせるのはちょっと……」と抵抗を覚える親もいるかもしれませんが、子どもの成長のきっかけづくりととらえて試してみましょう。

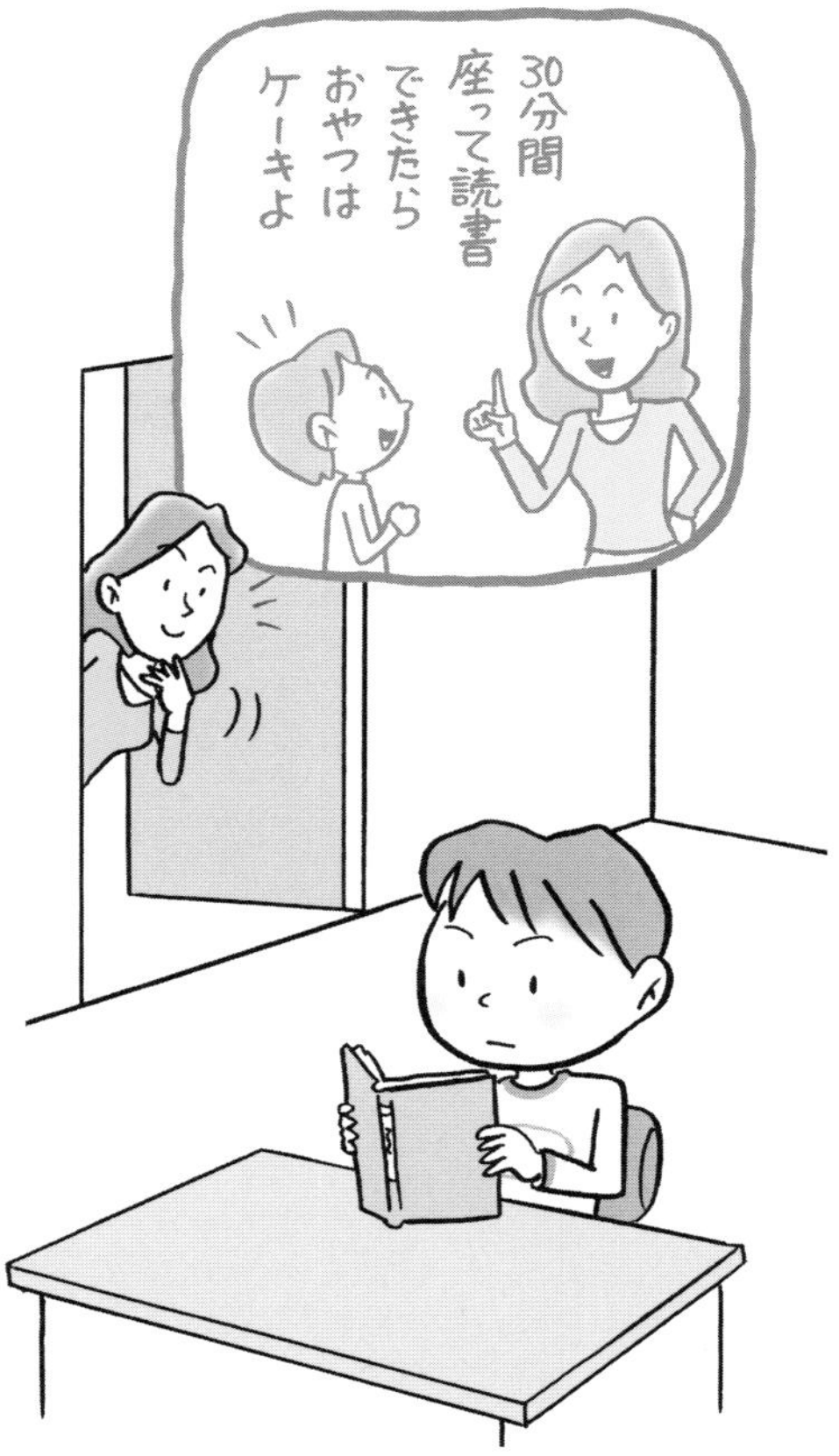
30分間
座って読書
できたら
おやつは
ケーキよ

ほめ方のコツ⑧ お父さんにもほめてもらおう

特性のある子どもができることを伸ばしていく上で、父親の役割は大きいものです。お父さんも積極的に子どもをほめてあげましょう。

子どもの情報を夫婦で共有する

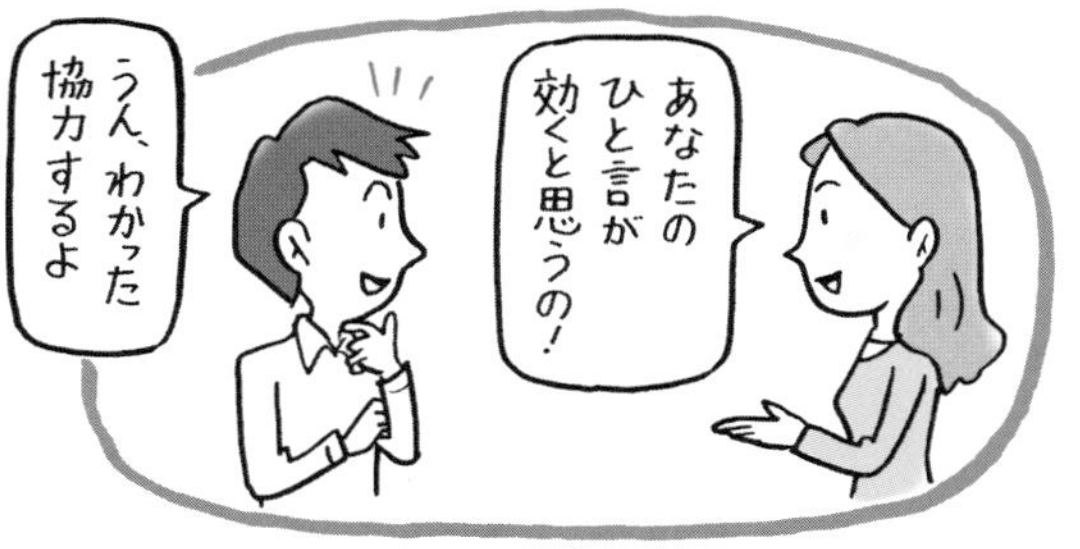
あなたのひと言が効くと思うの!
うん、わかった協力するよ

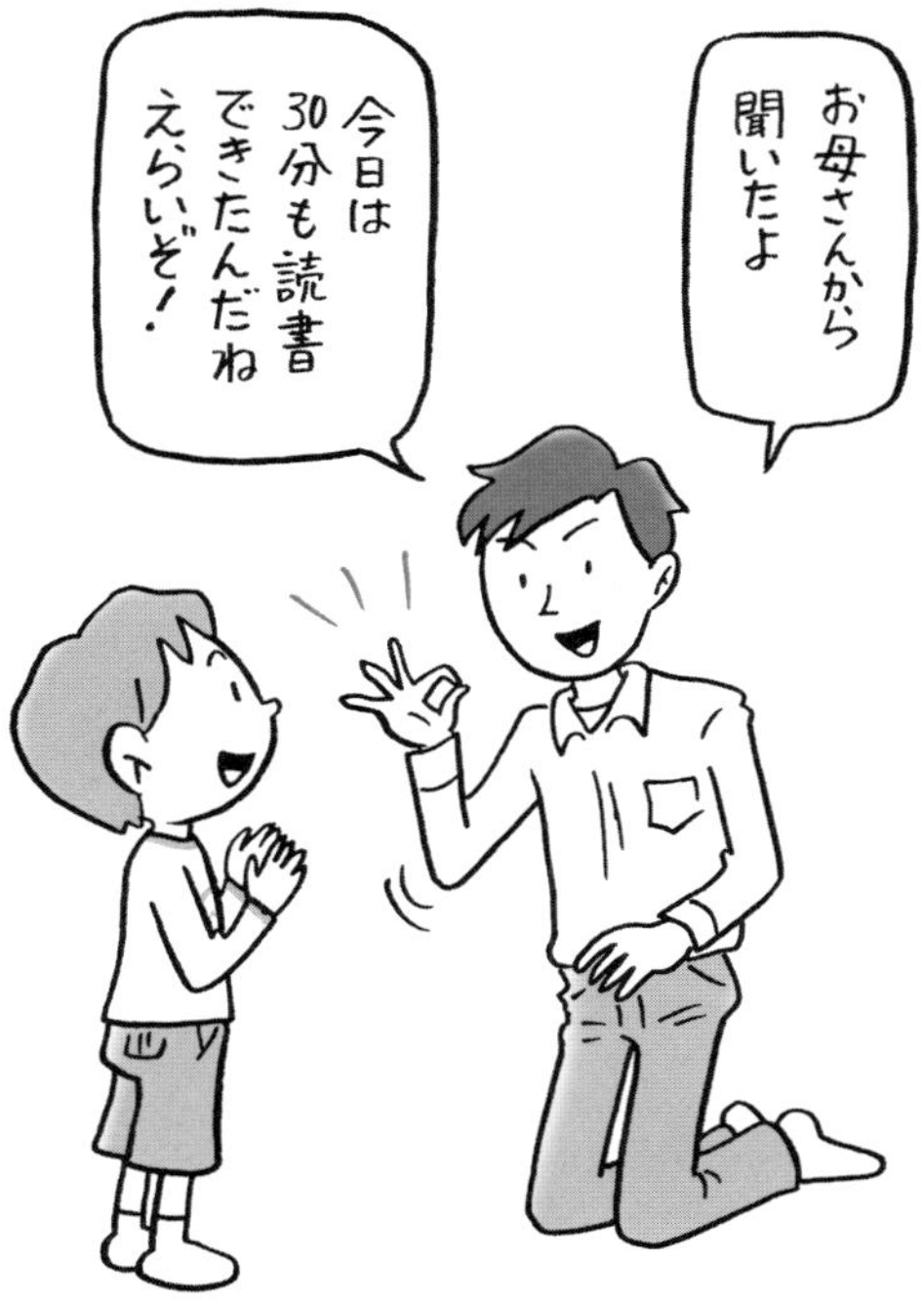
お母さんから聞いたよ
今日は30分も読書できたんだねえらいぞ!

特性のある子どもの成長をサポートし、小さな〝得意〟や〝好き〟を見つけ、秘めた能力を発揮させるには、お母さん一人では荷が重すぎます。そこで子どもに関するさまざまな情報は夫婦で共有するようにし、お互いの役割分担を折に触れて話し合っておくといいでしょう。あまり子育てに積極的ではないお父さんでも、子どもに声かけをしたり、ほめたりするのはできるはずです。

日ごろ接する時間が長いお母さんの言うことには耳を貸さない子どもでも、お父さんが声かけをすると素直に聞く子どももいます。お母さんとはまた違った形で、「ここぞ」というときにお父さんからほめられたら、それが子どもの心を揺り動かし、自信につながっていく可能性は高いといえます。

叱り方のコツ①
できないことは叱らない

特性のある子どもは、どんなにがんばっても〝できない〟ことがあります。それは本人の努力不足でもわがままでもありません。

〝できない〟ことを理解してあげよう

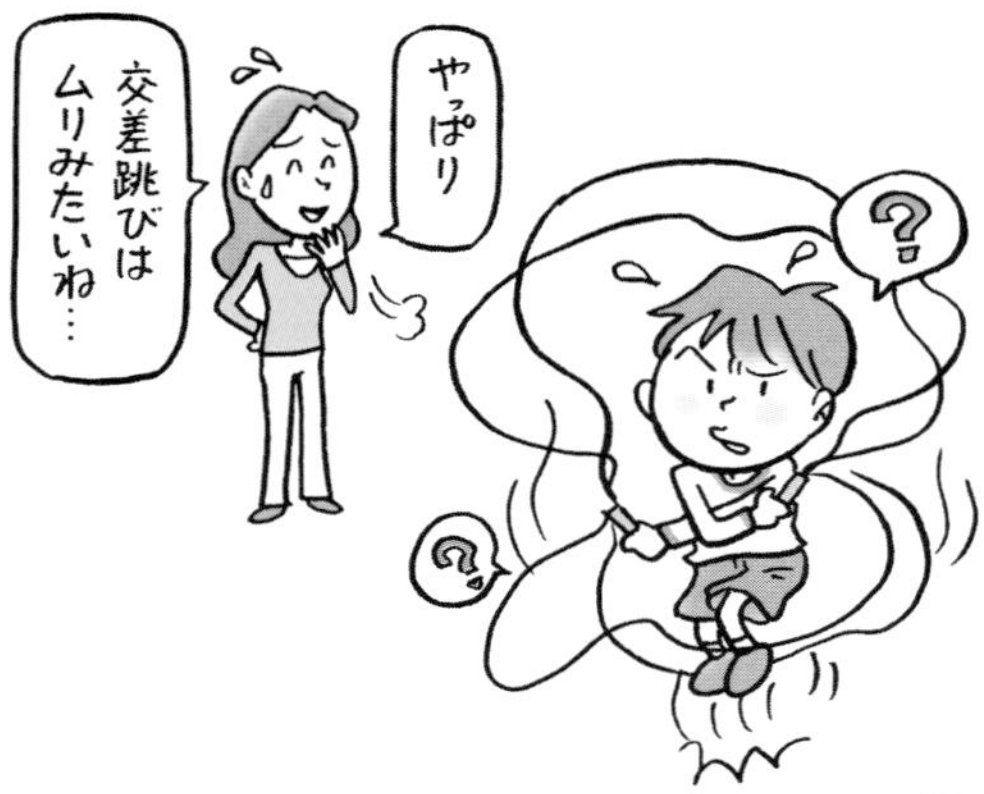
やっぱり
交差跳びはムリみたいね…

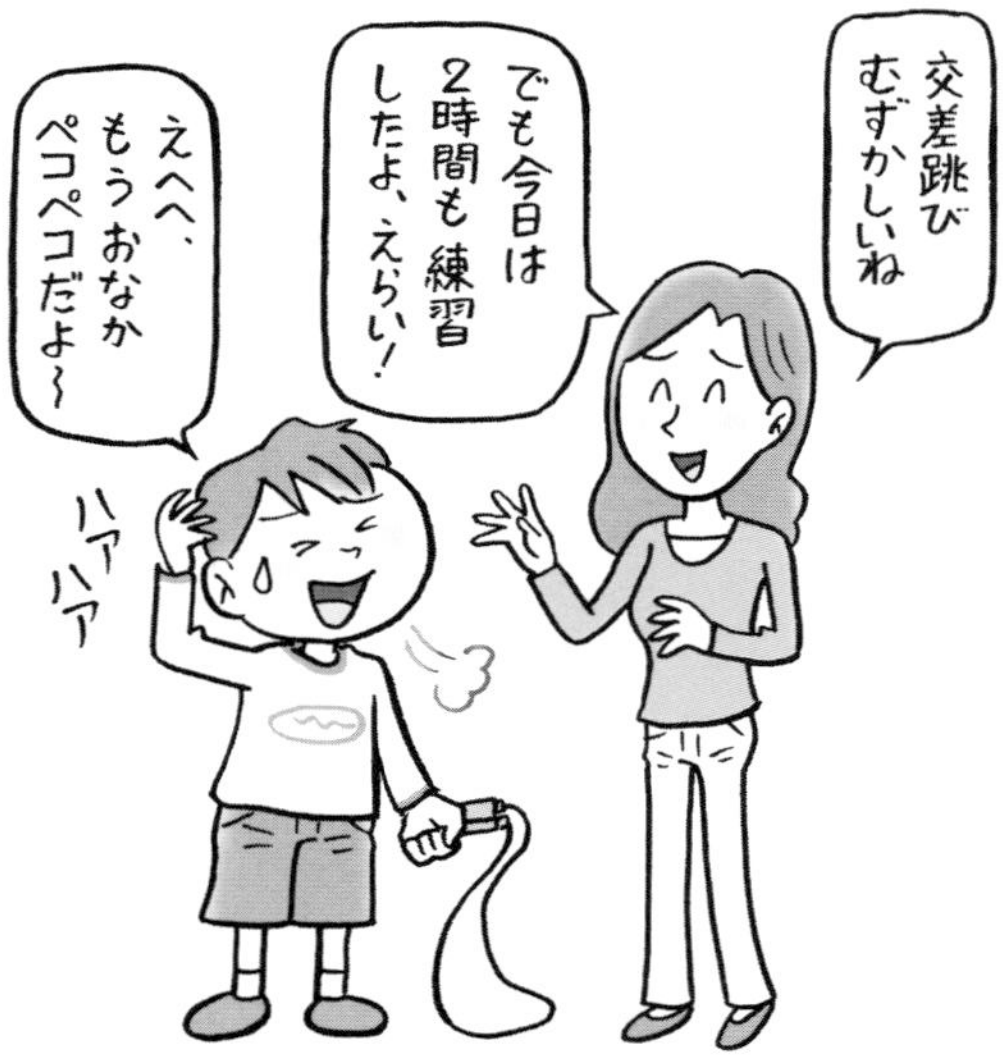
交差跳び むずかしいね
でも今日は2時間も練習したよ、えらい!
えへへ、もうおなかペコペコだよ~
ハァハァ

授業中は席につく、列に並んで順番を待つ、計算する……、など、ふつうの子どもは簡単にできるようなことでも、〝特性のために〟なかなかできない場合があります。頭ではわかっていても、ついほかの子どもと比べて、「どうしてできないの!?」「何度言ったらわかるの!?」と、同じことを繰り返し叱ってしまうことが少なくありません。しかし、努力してもできないことで何度も叱られていると、子どもは劣等感を持ってしまいます。

特性のある子どもに対して叱るのは、できないことをできるようにするのではなく、「やってはいけないこと」をやめさせるための方法だと肝に銘じておきましょう。

叱り方のコツ②
抽象的な言葉は使わない

抽象的な言葉や代名詞などは理解できない場合があります。叱るときは、子どもがきちんと理解できる具体的な言葉を使いましょう。

短い言葉で具体的に伝える

「ほめ方」でも述べましたが、特性によっては長い話が聞き取れなかったり、抽象的な言い回しが理解できなかったりする場合があります。何を叱られているのかわからないと、子どもも混乱してしまいます。

そこで叱るときは、できるだけ短くシンプルな言葉を使いましょう。「いつまでテレビを見ているの！　いい加減にしなさい」ではなく、「八時になったからテレビはおしまい」というように、数字などを交えて具体的に指示すると理解しやすくなります。

また、とくにＡＳＤの子どもは「ちゃんとしなさい」「早くやりなさい」「そろそろできるでしょ」といった抽象的な表現や、そこに省略されている言葉を推測することが苦手です。

この場合、「忘れ物がないかチェックしよう」「六時には終わらせよう」など、具体的に指示を出すように心がけましょう。

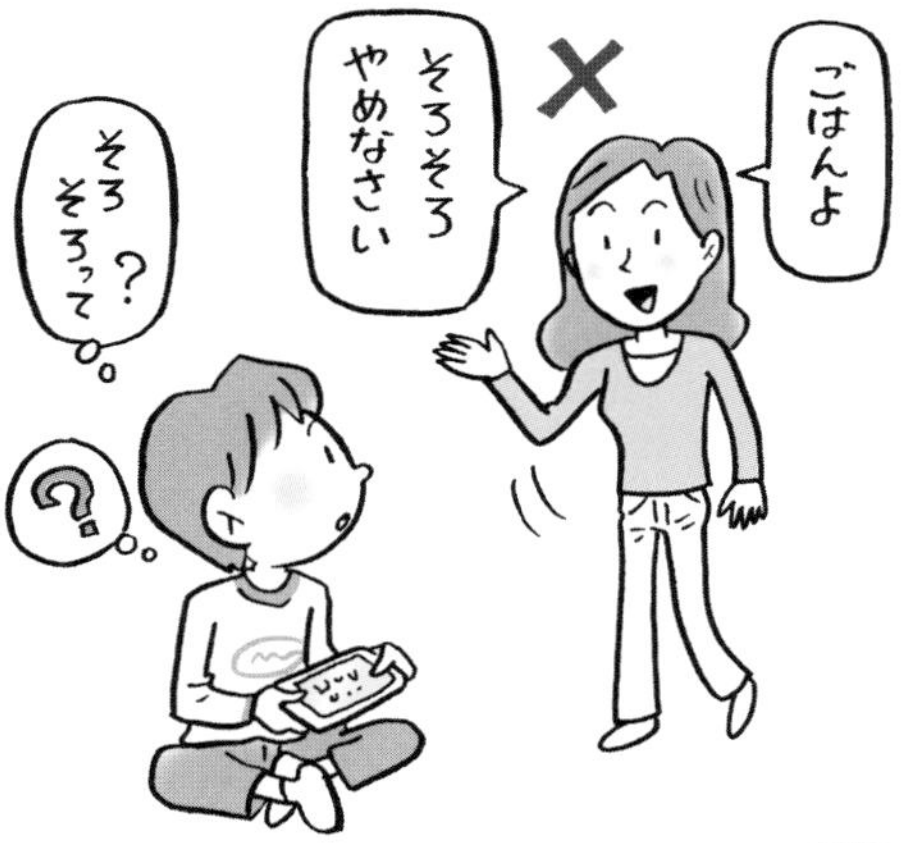
×
ごはんよ
そろそろやめなさい
そろそろって？
?

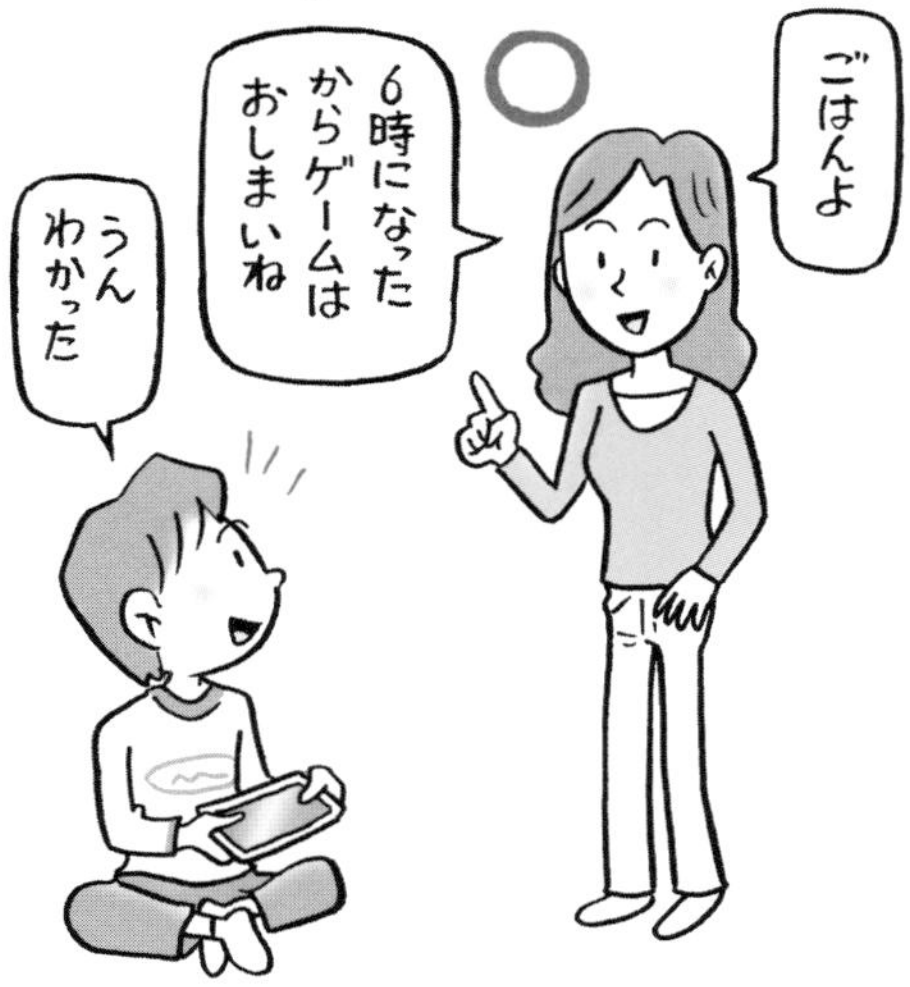
○
ごはんよ
6時になったからゲームはおしまいね
うんわかった

叱り方のコツ③

「ダメ」という言葉は使わない

たびたび「ダメ」と否定的な言葉かけをしていると、子どもが劣等感を抱いてしまうおそれがあります。また、ＡＳＤの子どもは、否定的な言葉に敏感な場合があります。

子どもがビクッとするような言葉は控えて

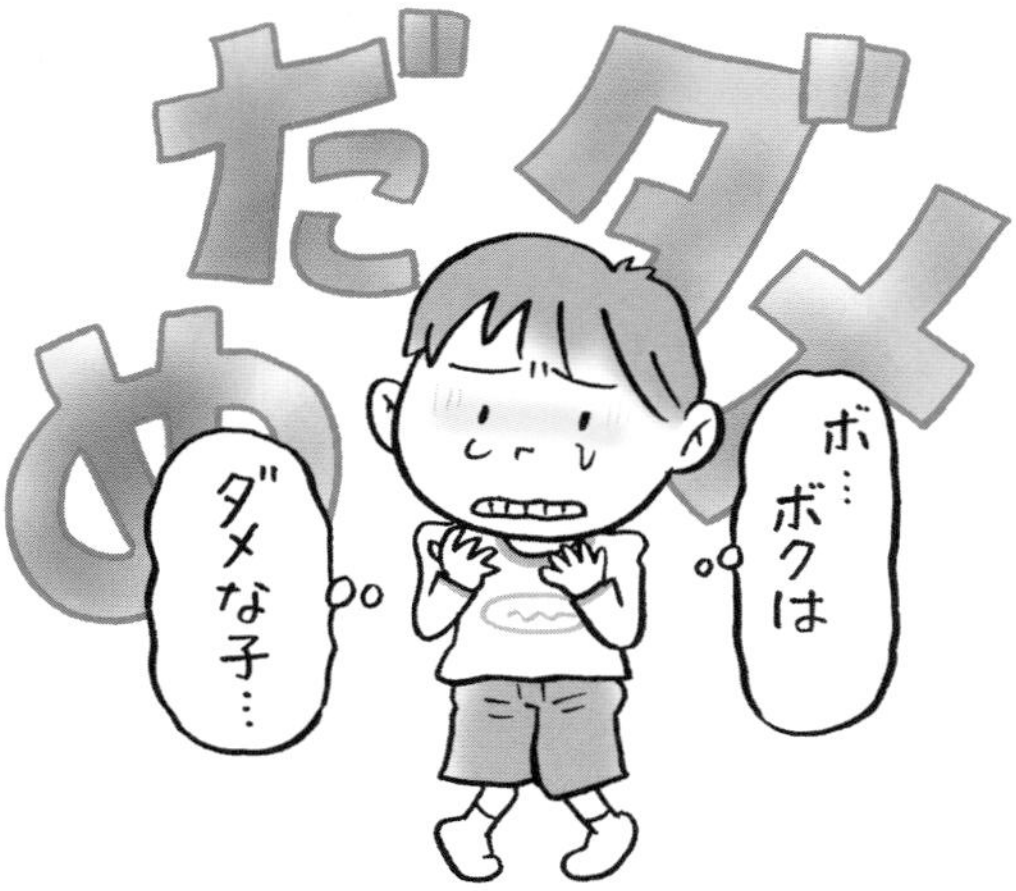

特性の有無にかかわらず、毎日のように「ダメよ」と叱られてばかりいたら、いやになってしまうでしょう。親は単に禁止の意味で「ダメ」と言っているつもりでも、子どもからすれば、自分を否定されたように気持ちになり、「自分はダメな子」「自分は何をやってもうまくいかない」と劣等感を抱いてしまう可能性があります。

また、感覚過敏のあるＡＳＤの子どもの中には、否定的な言葉に非常に敏感な場合があり、戸惑ったり怖がったりすることがあります。「ダメ」のような強い言葉はできるだけ使わないように意識しましょう。

もし、やってはいけないことをやめさせたいときは、言い方を工夫します。たとえば、「道路に飛び出しちゃダメよ」と言うかわりに、「道路を渡るときは左右を確認してね」のように、どんな行動をとればいいのか指示する言葉を使うのがポイントです。

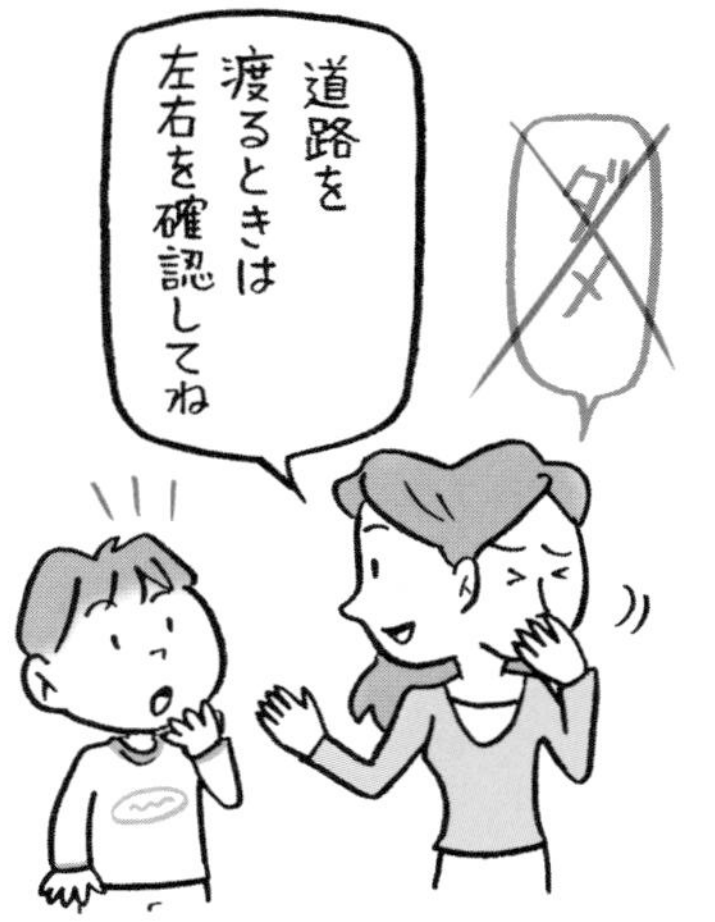

叱り方のコツ④ 繰り返し何度も叱らない

特性のある子どもは、同じミスを何度も繰り返してしまいがちです。そのたびに叱られていては、いつまでも自信を持つことができません。

多少のことは大目に見よう

たとえば、ＡＤＨＤの子どもには、忘れ物が多い、物をなくす、時間が守れない、集中力が乏しいなどの行動特性があります。そのため、〝ついうっかり〟同じことをして、繰り返し何度も叱られてしまいがちです。そんな経験から、「どうして自分はできないんだろう」と劣等感を抱いてしまう場合があります。

　本人もうっかりミスをしたことはわかっているのです。そこで多少のことには目をつぶって、叱る回数を減らしましょう。叱るときは「ここぞ」というタイミングを選ぶことが効果的です。そうしてうっかりミスが一つ減ったら、むしろほめてあげましょう。

「ここぞ」と叱る際には、子どもの注意を引いてからすることもポイントです。子どもは何かに夢中になっていると、ほかのことが一切目や耳に入ってこなくなることがあり、そんなときにいくら叱っても効果はありません。そんな態度についヒートアップして、大声を出したりすると、その声に驚いてかんしゃくを起こしてしまう場合があるので注意しましょう。

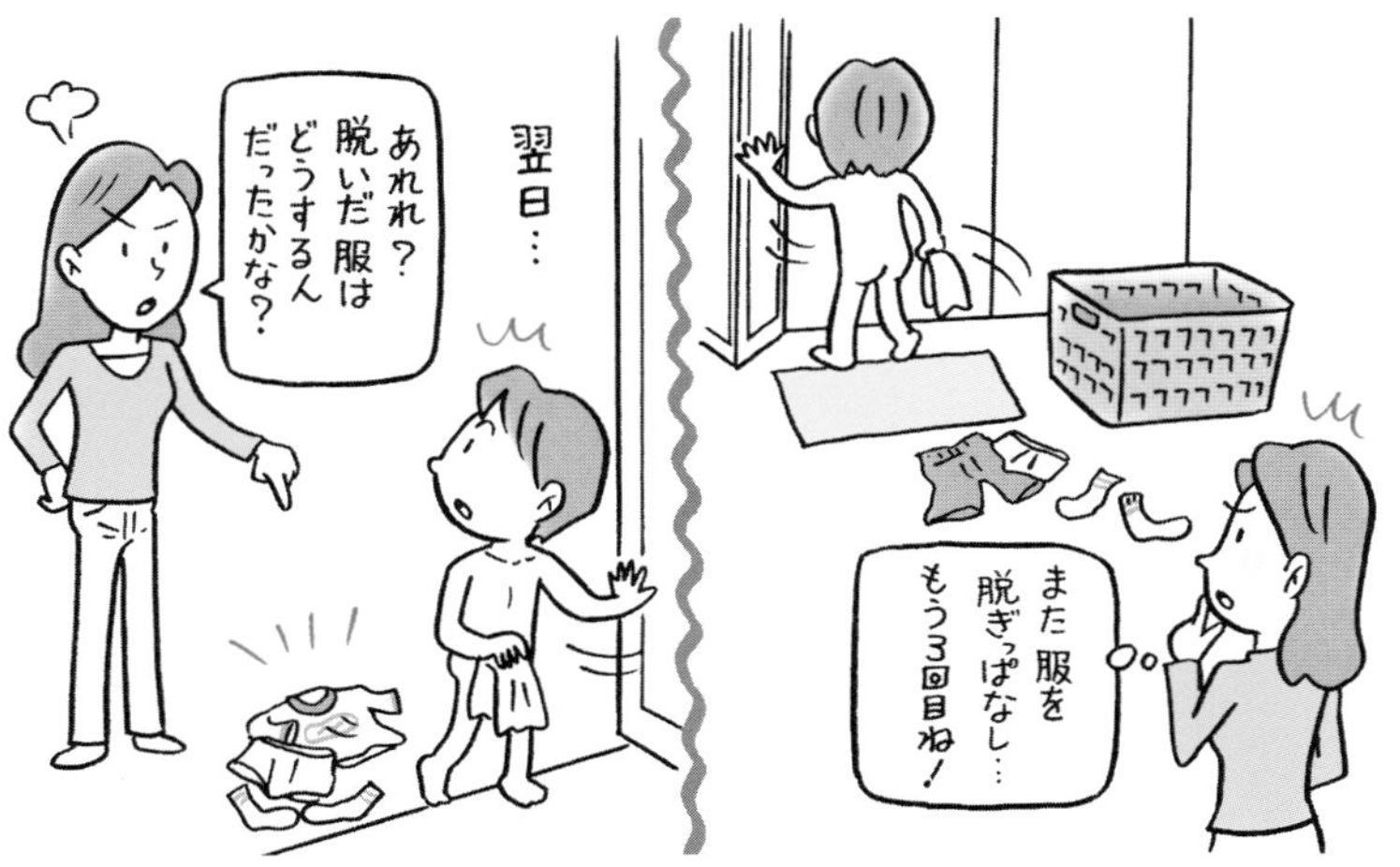

また服を脱ぎっぱなし…もう3回目ね！
翌日…
あれれ？脱いだ服はどうするんだったかな？

叱り方のコツ⑤

感情的になって叱らない

感情のままに叱っていると、だんだんヒートアップして大声になったり、くどくどと話が長くなってしまいがちです。

子どもは親の感情に敏感

子どもが繰り返し問題を起こしたり、何度注意しても改善しないとき、ついイライラして感情的になってしまうかもしれません。しかし、感情のままに「本当にダメな子ね！」「いい加減にしてちょうだい」「もうあなたにはうんざり」などと口に出すのは避けましょう。心の中でそう思ってもかまいませんが、その感情を子どもにぶつけるのは大変危険です。

子どもは親の感情に敏感です。親の言葉通りに受け取って、「自分はダメな子」「親が怒っているのはすべて自分が悪い」「お母さんに嫌われた」などと思い込んでしまうおそれがあります。

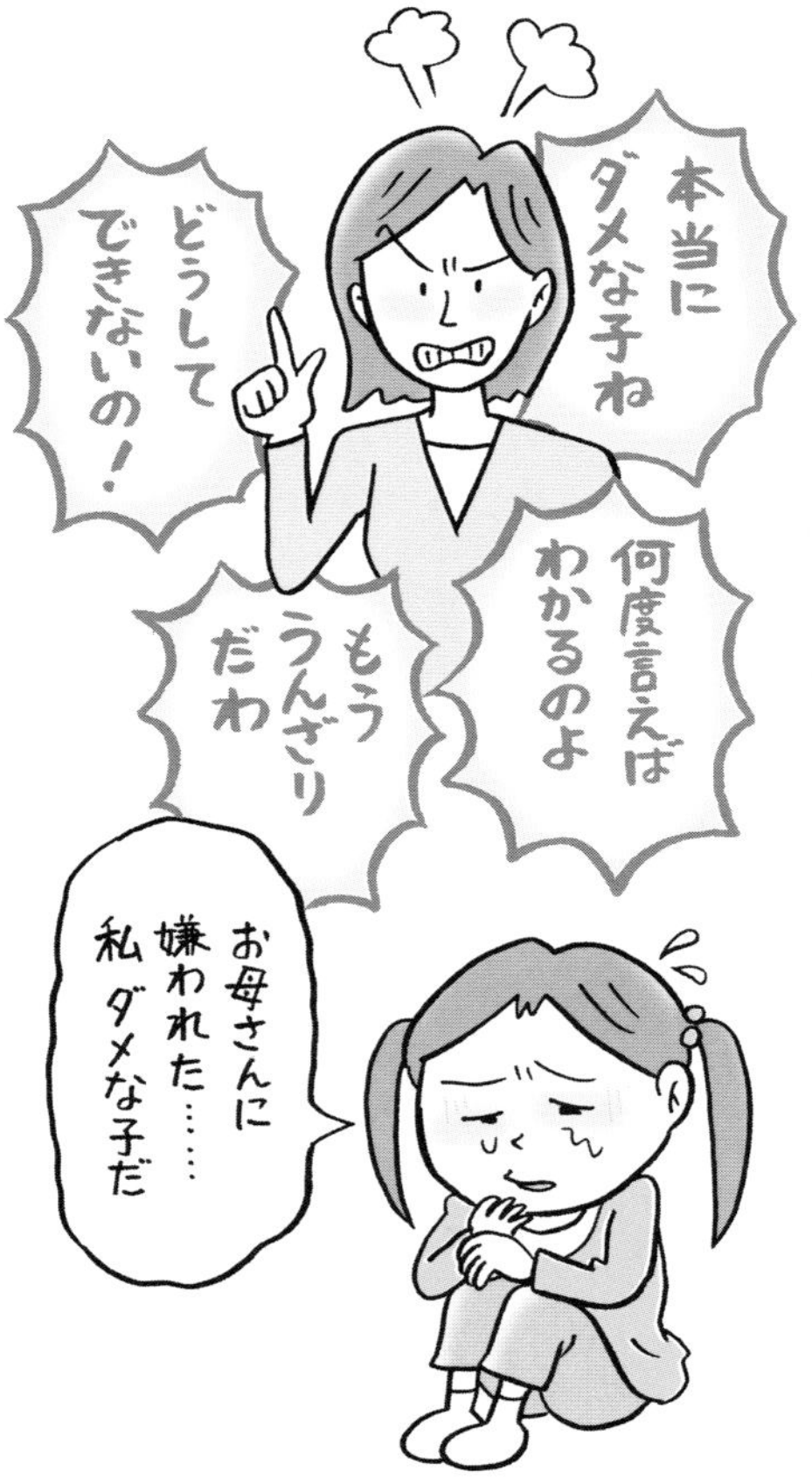
本当にダメな子ね
どうしてできないの！
何度言えばわかるのよ
もううんざりだわ
お母さんに嫌われた……私ダメな子だ

自分の感情は自分の中で処理したり、子どもの目の前などではなく、別の場所で解消するようにして、子どもの前ではできるだけ冷静を心がけましょう。

叱り方のコツ⑥ 体罰は絶対にしない

特性のある子どもは、同じミスを何度も繰り返してしまいがちです。そのたびに叱られていては、いつまでも自信を持つことができません。

体罰は子どもの大切なものを壊す

何度注意しても子どもに改善が見られない場合、「口で言っても効果がないなら……」と、つい手が出てしまうことがあります。

とくに、男親は、言うことを聞かない子どもを力で抑え込もうと、叩いてしまうケースが決して少なくありません。

それによっておとなしくなるなど、一時的には改善されたと感じるかもしれません。しかし、長い目で見ると子どもの成長に大きなマイナスです。体罰を行うことにより、親との絆、大人に対する安心感や信頼感、まわりにいる人たちを好きでいる気持ち、伸び伸びとした心など、子どもの中にある大切なものを壊してしまいます。

体罰は百害あって一利なしと心に留める

また、体罰によって、子どもの中に親に対する怒りや憎しみが芽生えたり、恐怖心がわいてくる場合があります。「体罰は百害あって一利なし」と心に留めておくことが重要です。

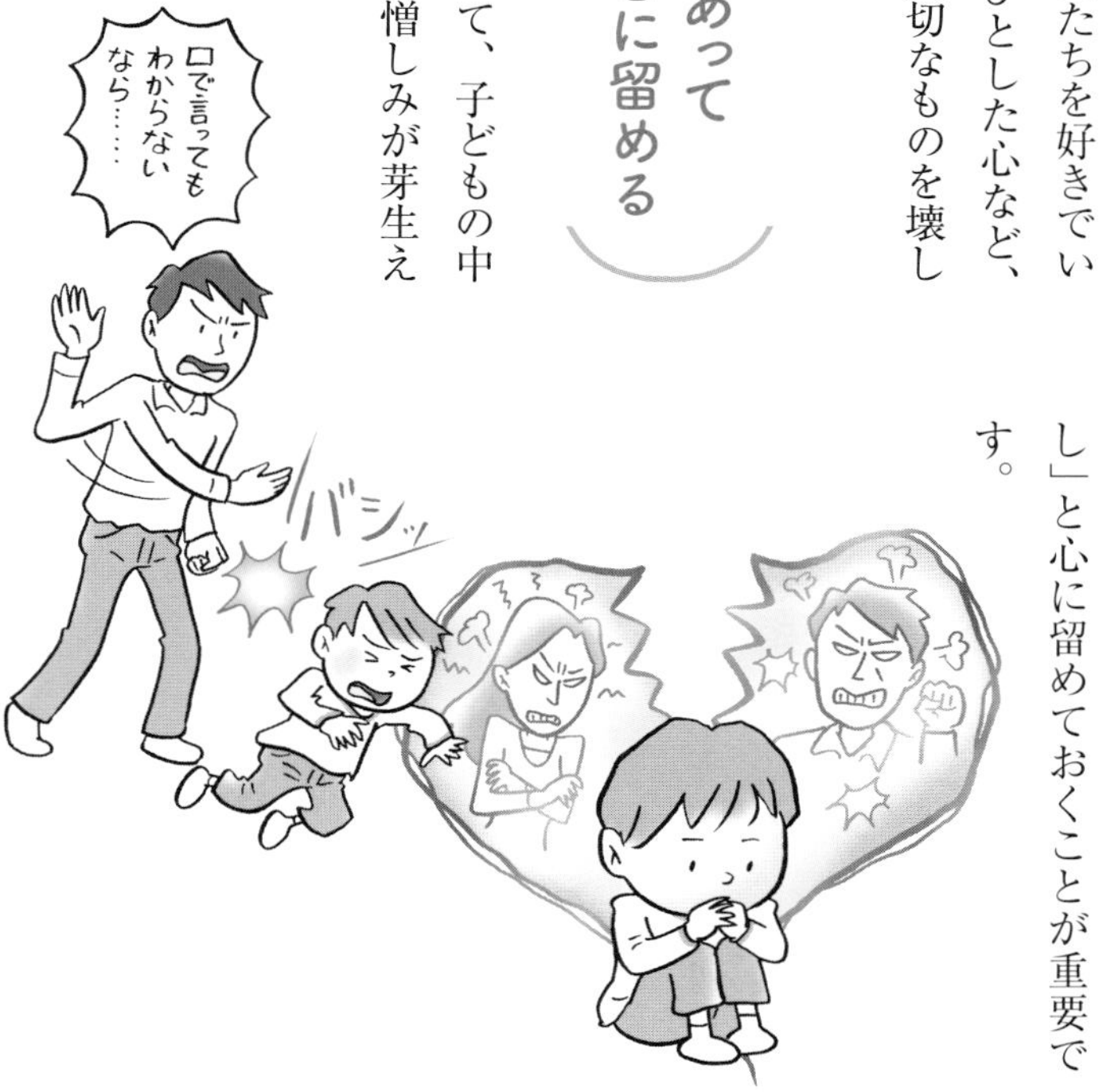

COLUMN 5

きょうだいとの関係が成長をサポートする

発達障害のある子どもの成長を促し、自己肯定感を高めていく上で、きょうだいと良好な関係にあることも非常に重要です。

ところが、特性のある子どものきょうだい児は、何かと我慢させられることが多いものです。たとえば、きょうだいでケンカをした場合、親はどうしても特性のある子どもの肩を持ってしまいがちです。また、友だちから特性のあるきょうだいがいることをからかわれて、つらい思いをする場合もあります。そうしたことからきょうだいの関係がギクシャクし、距離ができてしまうことが少なくありません。

そんなきょうだい児が、家族の一員として特性のあるきょうだいを見守り、サポートする姿勢を育むには、親が子どもたち全員に「みんな大好きだよ」という気持ちを伝え、態度で示すことが大切です。

子どもたちはやがて成長し、きょうだいの特性について理解できるようになっていきます。困ったときには相談にのれるような関係になるように、家族に共通の理解を促していきましょう。

家族間に共通の理解が生まれると、きょうだい児が積極的に周囲の人とのつなぎ役となり、トラブルの予防にもつながります。そうして人間関係を学びながら成長することで、少しずつ自信が持てるようになっていきます。

第6章

二次障害が生じたときの対処法

発達障害は先天的な脳機能の障害のため、治ることも治すこともできません。しかし、二次障害については、症状や状態に合わせて対処することができます。必要に応じて家庭、学校、専門機関や医療機関が連携しながら、よりよいサポートをしていきましょう。

支援機関に相談する

二次障害の症状や対応について、本人や家族がだれにも言えずに悩んでいるケースは少なくありません。そうしたときに利用できる支援機関があります。

公的機関を積極的に活用しよう

発達障害のある子どもには、さまざまな支援が必要です。そうした支援を親だけで担おうとせず、各地域に設置された子どもの支援を行う公的機関を積極的に活用しましょう。

就学前には各市町村にある保健所や保健センター、児童相談所が相談を受けてくれます。地域の子育て支援センターなどでも、定期的に発達相談を受けつけているので、問い合わせてみるといいでしょう。

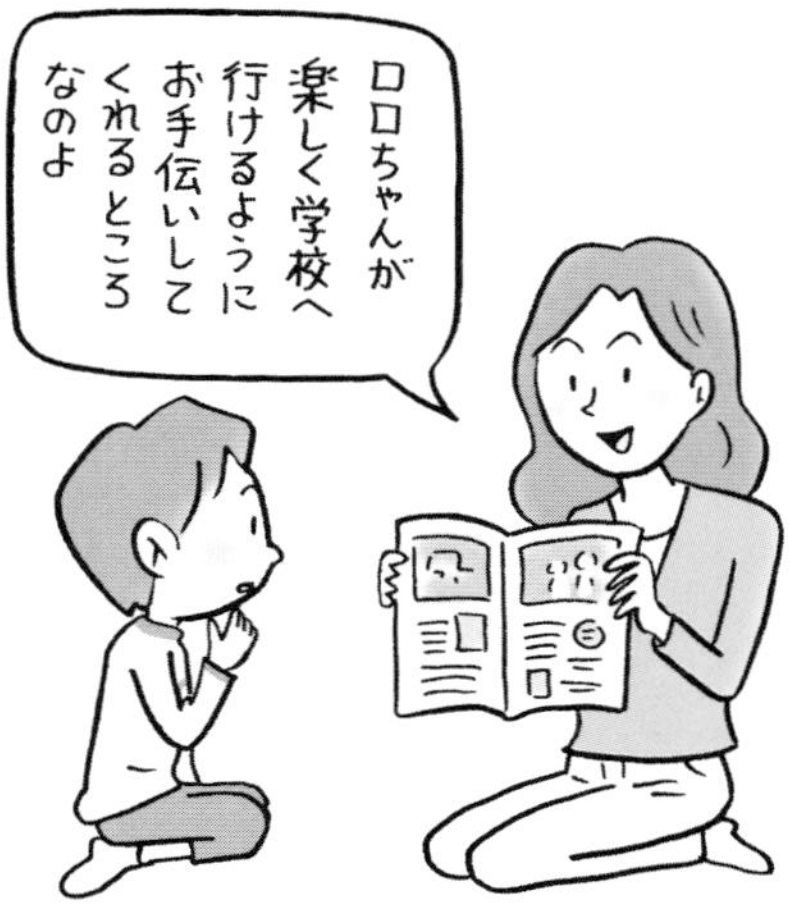
ロロちゃんが楽しく学校へ行けるようにお手伝いしてくれるところなのよ

すでに発達障害の診断を受けている場合は、発達障害のある子どもの支援を総合的に行っている発達障害者支援センターを訪ねてみましょう。必要に応じて、保健や医療、福祉や教育などの関係機関と連携して、発達障害のある子どもやその家族のさまざまな悩みに対応してくれます。

各都道府県に設置されている精神保健福祉センターは、小学校高学年以上の子どもを対象とする、心の健康の相談窓口です。子どもの発達や行動面での問題に対応してくれるほか、不登校やひきこもり、家庭内暴力などについても相談することができます。

子どもと一緒に相談に行くときは、前もってどんなところなのかを説明し、子どもが不安にならないように配慮しましょう。

相談できる支援機関

保健所／保健センター

地域の保健所や保健センターでは、乳幼児期だけでなく学童期でも、子どもの発達の相談にのっています。

児童相談所

各市町村に設置されていて、18歳未満の子どもに関するさまざまな相談にのってくれます。子どもの生活全般や教育、発達状況や障害に関する相談や悩みなどにも、幅広く対応しています。

精神保健福祉センター

うつなどの精神障害やひきこもりなど、心の健康相談の窓口で、各都道府県に設置されています。

発達障害者支援センター

発達障害のある子どもの支援を総合的に行う専門機関です。保健、医療、福祉、教育、労働などの関係機関と連携しながら、発達障害のある子どもとその家族からのさまざまな相談に応じ指導と助言を行っています。

医療機関

医療機関では、小児神経科や児童精神科などが専門に診てくれます。近くにない場合は、まずかかりつけの小児科に相談し、必要に応じて紹介状を書いてもらうといいでしょう。

大学の研究室に併設された総合相談センター

発達障害に関する相談窓口を開設している大学もあります。

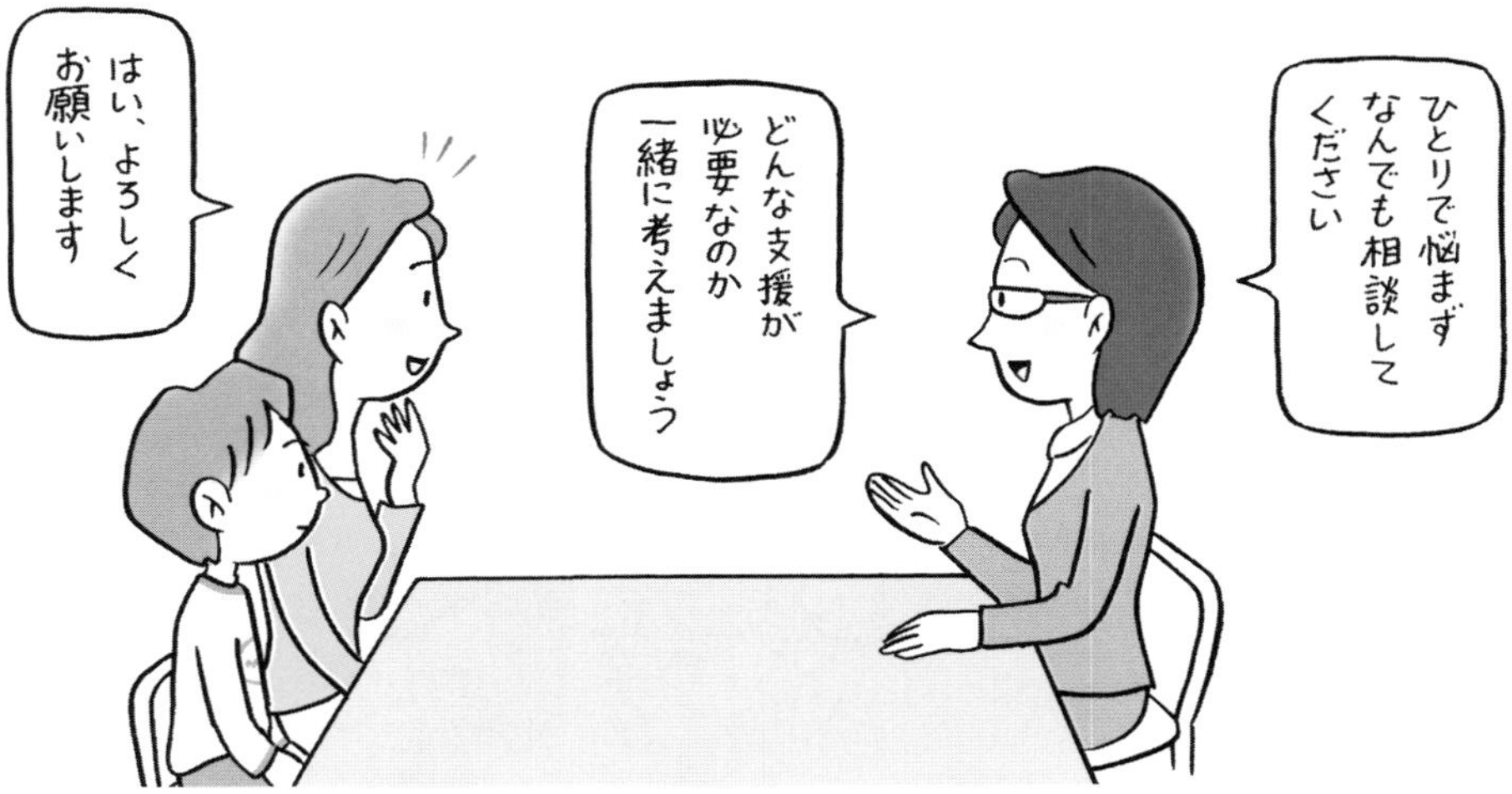
ひとりで悩まずなんでも相談してください
どんな支援が必要なのか一緒に考えましょう
はい、よろしくお願いします

学校ができる二次障害の支援

学校は、子どもが二次障害を引き起こすきっかけをつくりやすい場所でもあります。子どもへの支援は学校全体の課題として取り組みましょう。

子どもの小さな変化に気を配る

発達障害の二次障害が、思春期以降に生じやすいのは、子どもが周囲と比較して、〝うまくできない自分〟を認識できるようになることが大きく関わっています。そこから自己肯定感が低下していくことに加え、失敗経験や叱責を重ねると、否定的な自己像がつくられやすくなります。つまり、学校は子どもが二次障害を引き起こすきっかけをつくりやすい場所ともいえるのです。

子ども自身に起こった小さな変化を見過ごしてしまうと、急に乱暴な言葉を使うようになったり、ささいなことで大声を出したり暴れたり、あるときパタッと学校に来なくなるといったことが起こります。

二次障害が生じてしまったら、学校の対処によって改善するのはむずかしいかもしれません。しかし、子どものそうした言動や行動がエスカレートする前に、学校ができることはあります。

まず、教師が子どもの特性を把握している場合は、子どもの小さな変化に気を配っておくことが大切です。気になることがあったら、その都度声かけをして、子どもの話に耳を傾けるようにしましょう。言葉でうまく伝えられない子どもには、表情や態度から推測できる感情を、「つらかったね」「がんばったんだね」などと言語化してあげましょう。

また、学年が上がるとともに授業についていけなくなり、劣等感を持ちやすいので、子どもの〝できる〟ことに着目し、それを具体的な言葉でほめたり、励ましてあげることも重要です。

クラス全体に配慮する

二次障害の症状がみられる子ども

がいると、先生はついその子どもに注意が向き、手をかけがちになります。しかし、あまり手をかけすぎると、クラスのほかの子どもたちから不満の声が出てくる可能性があります。するとその不満のほこ先が、二次障害を起こした子どもに向かい、さらに状況を悪化させてしまうことにもなりかねません。

そうならないためには、日常的にクラスの子どもたちに目を向け、小さなことでも望ましい行動ができたときには、それに気づいていることを伝えるようにします。良い行いができたときは、ほめてあげましょう。ふだんから子どもたちとそのように関わっておくと、特定の子どもばかりに手をかけているという印象を与えずにすみます。

また、日ごろからこうした対応を心がけておくと、結果的にさまざまな問題が起こるのを防ぐことにもつながります。

学校全体で対応方針を共有する

発達障害のある子どもが学校で乱暴を働くようになったり、学校を休みがちになってしまった場合、その対応は個々の先生だけが行うのではなく、教員全体が子どもの状態を把握して、対応方針を共有することが大切です。いろいろなことがうまくいかず、自己肯定感の低い子どもにとって、担任だけでなく、ほかの先生からも肯定的な声かけをされることは、精神的な安定にもつながります。

実際、子どもへの対応が先生ごとに違ったために、よくなりかけていた子どもの状態が逆戻りしてしまった例もあります。子どもの二次障害は学校全体で取り組む課題と位置づけ、変化する子どもの状態を共有しながら、「ほめ役」「叱り役」など役割分担をすることも効果的です。

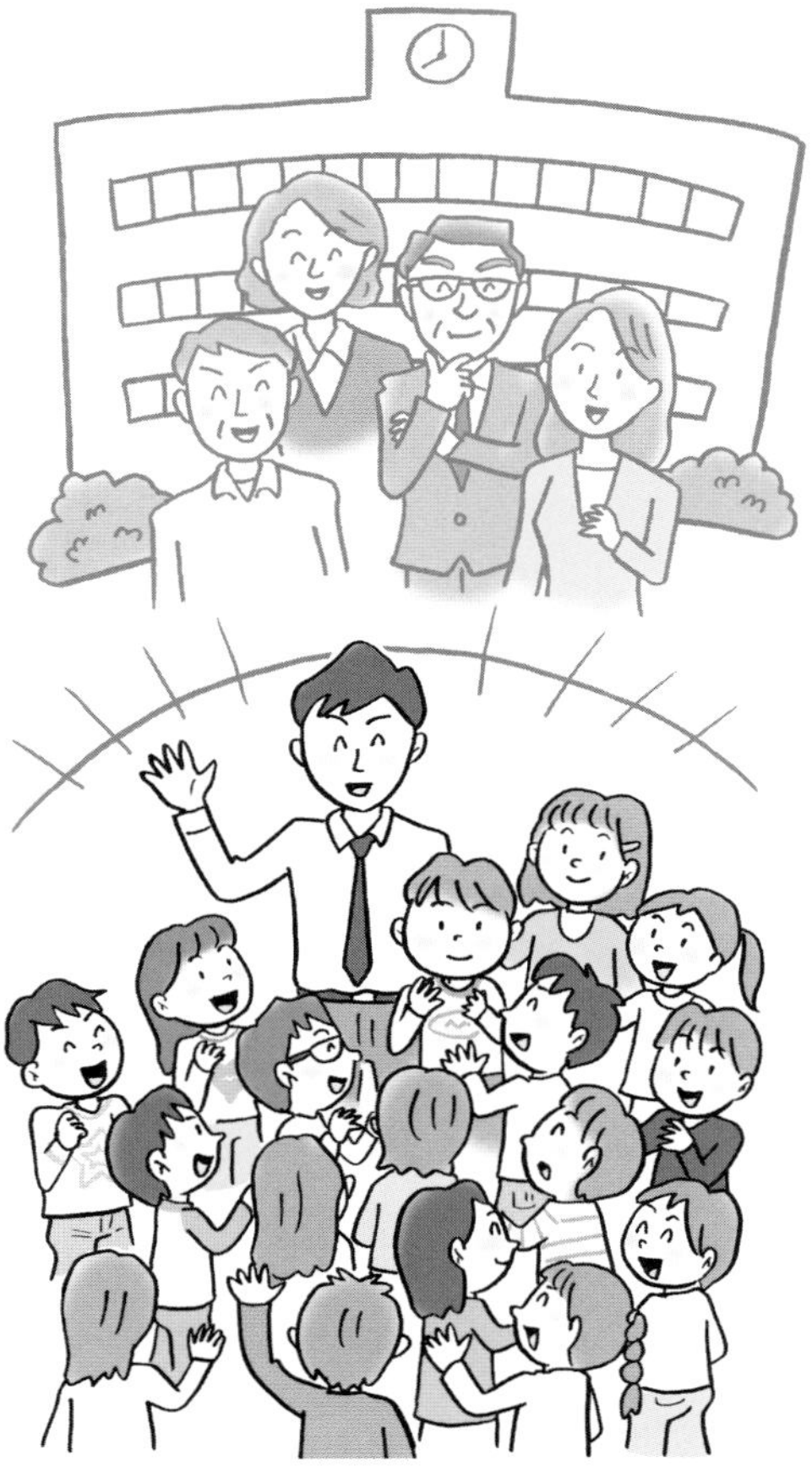

医療機関を受診する

医療機関を受診する際には、気になる症状だけでなく、子どもの特性についても医師に伝えることが重要です。

医療機関を受診する際の注意点

子どもに不安障害やうつ、睡眠障害、摂食障害など、気になる症状が見られた場合は、児童(小児)精神科や小児神経科を受診するのが適切です。一五歳までの子どもを対象とした専門機関で、さまざまな要因を背景に不登校やひきこもりとなっている子どもも診ています。

発達障害の二次障害の治療においては、目に見える症状だけでなく、その奥に特性が関わっているかどうかを判断することが非常に重要となります。目に見える症状だけを治療して、かりによくなったとしても、根幹的なところを見逃していると、再発を繰り返すおそれがあります。したがって、ふつうの精神科を受診する場合は、子どもの特性について医師に伝えた上で、治療方針を立ててもらうことが大切です。

もし、どこを受診したらいいかわからないときには、地域の児童相談所や精神保健福祉センターなどを訪ね、症状や気になる行動などを相談した上で医療機関につないでもらったり、かかりつけの小児科を受診して専門機関へ紹介状を書いてもらうといいでしょう。

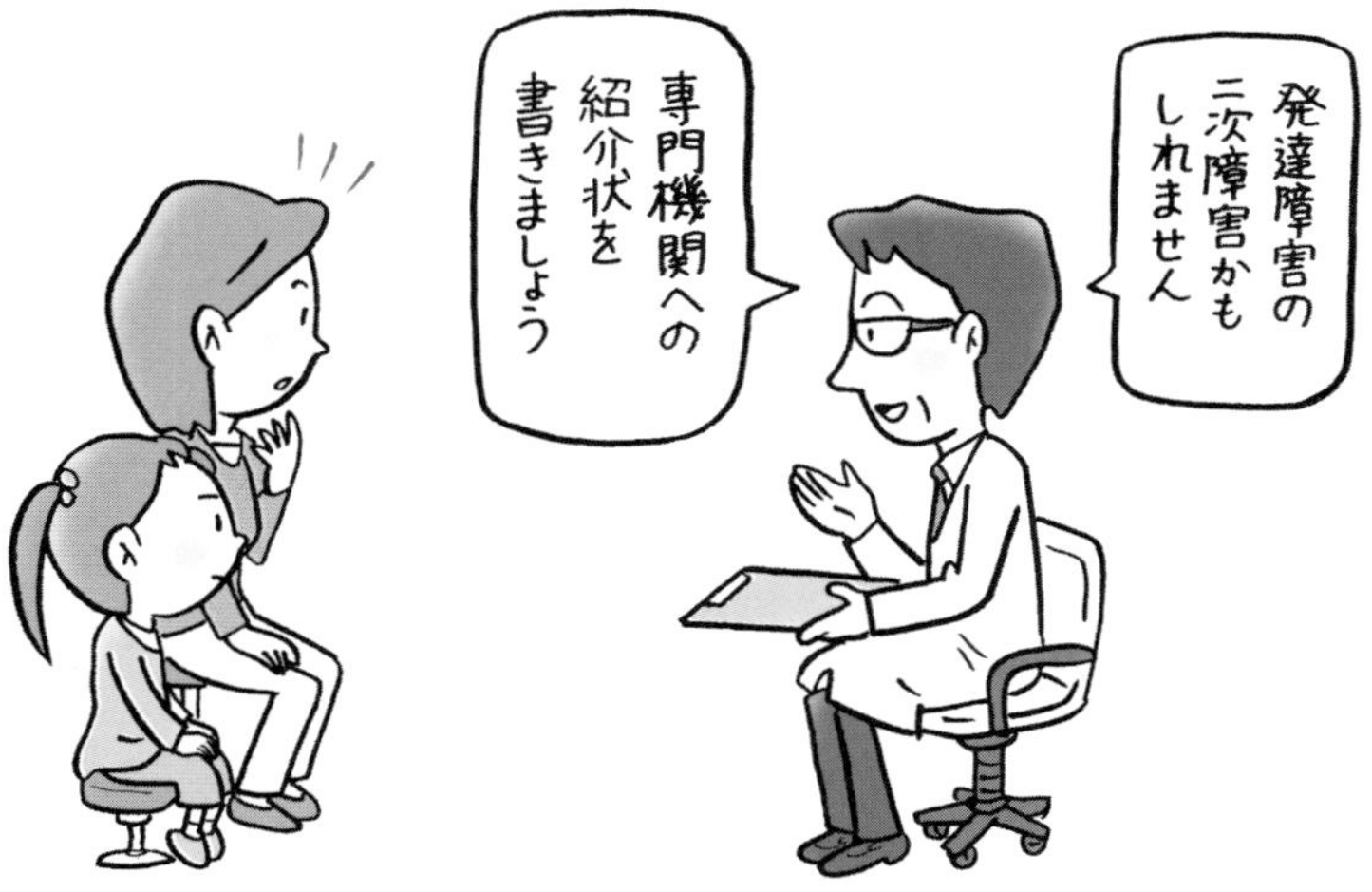
発達障害の二次障害かもしれません
専門機関への紹介状を書きましょう

Dr.宮尾の診察室から

宮尾先生のクリニックには、発達障害が原因と考えられる二次障害を起こした子どもたちもやってきます。先生のアドバイスの中から、問題解決のヒントを探ってみましょう。

ケース❶

ある日、突然暴れるようになった男の子。お父さんはアスペルガーでお母さんは〝カサンドラ〟

ADHDの男の子A君のケースです。A君は成績がよく、小学校のときはとくに問題はありませんでしたが、中学生になって突然家で大暴れするようになりました。その状態が続き、両親では対処できなくなったため、一時的に児童相談所に保護されたそうです。その後、A君は当クリニックを受診し、コンサータによる薬物治療とカウンセリングを行いました。その際、「どうしてあのとき、家で暴れたんだい?」と聞いてみたところ、「両親に注目してほしかった」というのです。

A君の両親はともに医師ですが、お父さんはASD(アスペルガー症候群)で、お母さんは夫が原因でうつ状態に陥った、典型的な〝カサンドラ〟でした。お父さんは言動が激しく、子どもをしょっちゅう叱り、「どうしてお前はこうなんだ」「もう知らない」「僕の子どもじゃない」などと暴言を浴びせていたようです。しかし、お母さんはうつなので、子どもの傷ついた心を気づかう余裕がありません。A君は「自分は愛されていない」と感じ、両親に振り向いてもらうために暴力という行動をとっていたのです。

その後、お母さんが買ってきたアスペルガー症候群に関する本を読んだお父さんが「ここに書いてあるのは僕だよね」と気づいたことで、言動や態度がみるみる変わっていったそうです。

それによりお母さんの心にも余裕が生まれ、ギクシャクしていた家族関係がよくなり、A君の〝反抗〟も落ち着いていきました。

ケース②

親に暴力をふるうことで、自分への愛情を確かめようとしていたB君

ASDとまではいかないけれど、自閉的な要素を持っている小学六年生のB君。新型コロナウイルスで学校が休校になり、一日中ゲームをして過ごしていました。お母さんもそれを黙認していたのですが、学校が始まると「ゲームばかりしていてはダメ」と叱られるようになり、それを機にB君は親に暴力を振るうようになりました。

お母さんに連れられて当クリニックを受診した際、SCT（文章完成法）という心理検査を行いました。「私は――」「母は――」などの設問があり、それに続く自分の思いを書いていきます。そこには、「親のすることが許せない」「お母さんにもっと愛してほしい」「お父さんにもっと自分の方を見てほしい」と書いてありました。彼は親に暴力をふるい、反抗的な態度をとっているけれど、その根幹には強い承認欲求がありました。両親があまり相手をしてくれないからゲームをやっていたのに、それを取り上げるのは自分を「愛の対象として見ていない」と本人は感じてしまったのです。

暴力や破壊行動、盗みといった行動は、そもそも親が自分を大事に思ってくれていると感じていれば、「親を悲しませたくない」からやらないものです。大事にされていると感じられないから、極端な行動に出てしまうわけです。

B君のように、一〇歳以降にこうした行動が出た場合は、衝動性を抑えて自己抑制がきくようになれば、徐々にやらなくなります。ただ、「親が子どもを愛の対象として見ている」と本人が実感できることが前提となります。

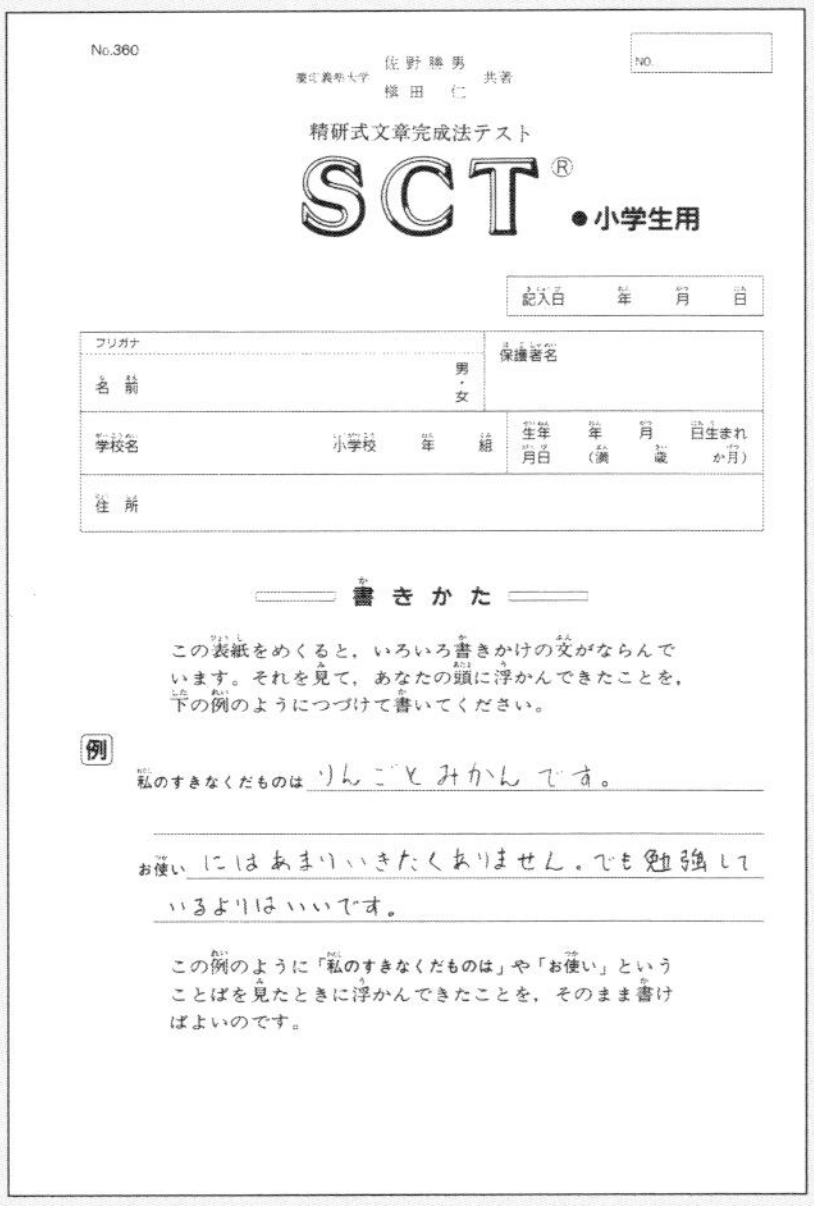

No.360

佐野勝男
槇田仁 共著

NO.

精研式文章完成法テスト

SCT®

●小学生用

記入日　年　月　日

フリガナ

名前　男・女

保護者名

学校名　小学校　年　組

生年月日　年　月　日生まれ（満　歳　か月）

住所

書《か》きかた

この表紙《ひょうし》をめくると，いろいろ書《か》きかけの文《ぶん》がならんでいます。それを見《み》て，あなたの頭《あたま》に浮《う》かんできたことを，下《した》の例《れい》のようにつづけて書《か》いてください。

例

私《わたし》のすきなくだものは　りんごとみかんです。

お使《つか》い　にはあまりいきたくありません。でも勉強しているよりはいいです。

この例《れい》のように「私《わたし》のすきなくだものは」や「お使《つか》い」ということばを見《み》たときに浮《う》かんできたことを，そのまま書《か》けばよいのです。

SCT(文章完成法)の例

「精研式文章完成法テスト」は、日本でもっとも活用されているSCT（文章完成法）です。「私がいやなのは＿＿＿」「母は私に＿＿＿」など、未完の文章の続きを書いてもらい、完成した文章から、知能や性格、意欲、興味・関心、心の状態などを総合的に判断します。

ケース❸

いじめがきっかけで不登校に。同性への敵意を否定せずに寄り添う

小学校五年生のときに、いじめが原因で不登校になってしまったASDの女の子のケースです。Cさんは、思春期になると女の子の間で繰り広げられる「ガールズトーク」についていけなくなり、徐々に仲間外れにされ、それがいじめに発展していきました。

また、Cさんには ASD特有の感覚過敏があり、気温と体温の差が大きいと不快に感じてしまうため、とくに冬が苦手でした。そんなことから五年生になって、とうとう学校に行けなくなってしまったのです。

Cさんの中では、「女の子＝いじめる・敵」であると同時に、「男の子＝話しやすい・味方」というイメージができあがり、自分が女の子であることに耐えられなくなって、男の子のような洋服を好んで着るようになりました。

今、話題に上ることの多いLGBTの「T＝トランスジェンダー」は、自認している性と身体的な性が一致していない人を指し、胸のふくらみなど身体的な変化に違和感を持ちます。一方、Cさんの場合は自分の体に対して違和感はなく、根底にあるASDの特性が女性性を否定して、見た目を男の子のようにしたかっただけでした。そのため否定せずに、「好きなものを着ていればいいよ」と言いました。

結局、彼女は中学校の三年間は学校に行けませんでしたが、高校受験をして第一希望の工業高校に入学を果たしました。もちろん工業科の勉強がしたかったのでしょうが、大半が男子生徒であることも志望動機だったと思います。現在では思春期のころの不安定さも見られず、落ち着いているようです。

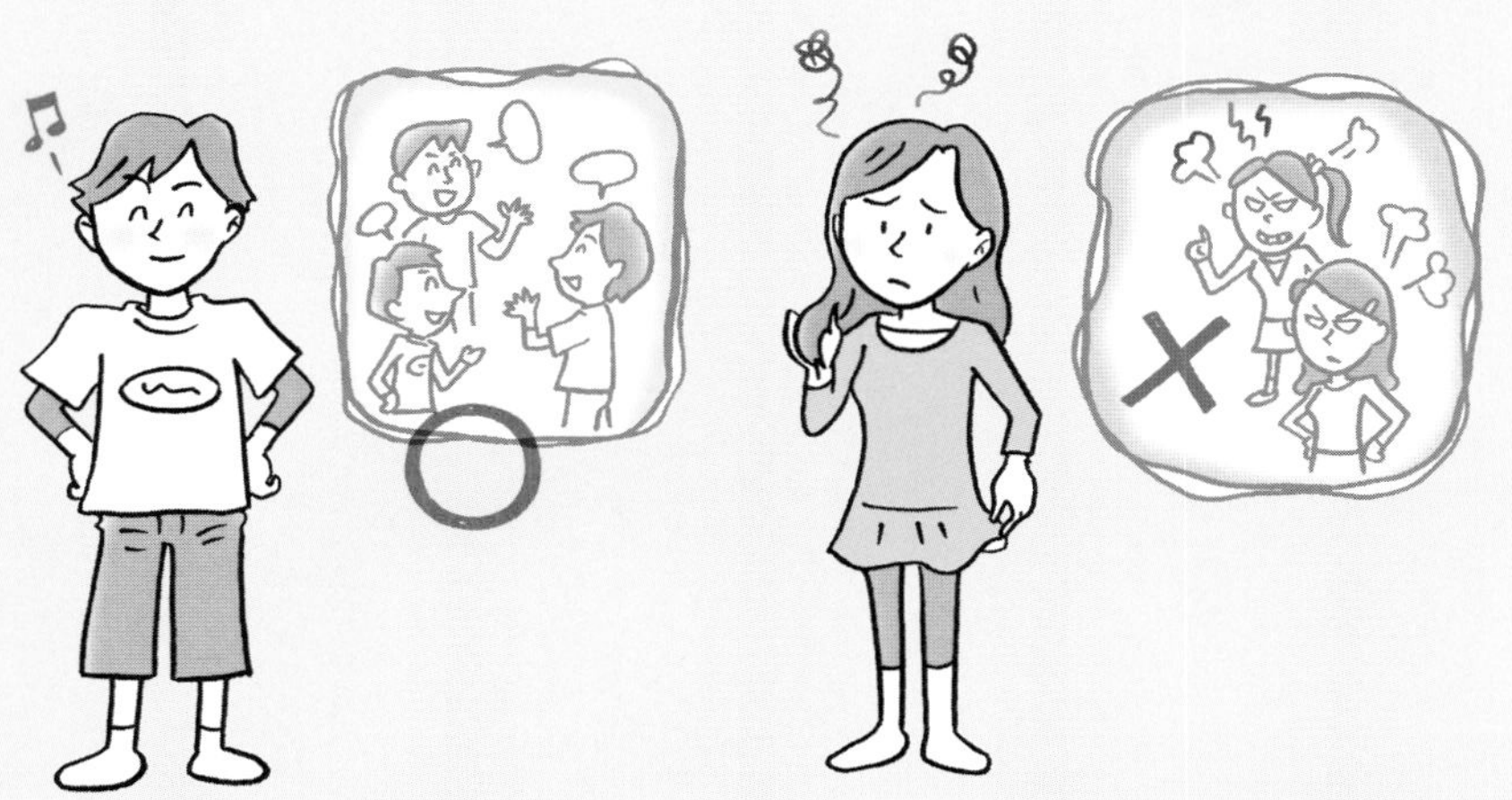

ケース④

自ら「対人マニュアル」をつくって不登校を克服したD君

私は、特性のある子どもが学校を休みがちになった場合の対応として、「逃げる」「あきらめる」「割り切る」という三段階の方法があると考えています。

たとえば、学校でいじめを受けて、「学校に行くのがいやだ」と思っている子どもに対しては、「逃げても(学校に行かなくても)いいよ」と言うことにしています。一般的には、「そんなことを言わずに、がんばって行きなさいよ」と言ってしまいがちです。しかし、発達障害がベースにある子どもに対して、そういう言い方をすると逃げ道がなくなってしまい、さらに追い詰めてしまいます。そこでまずは「逃げる」方法があることを教えます。

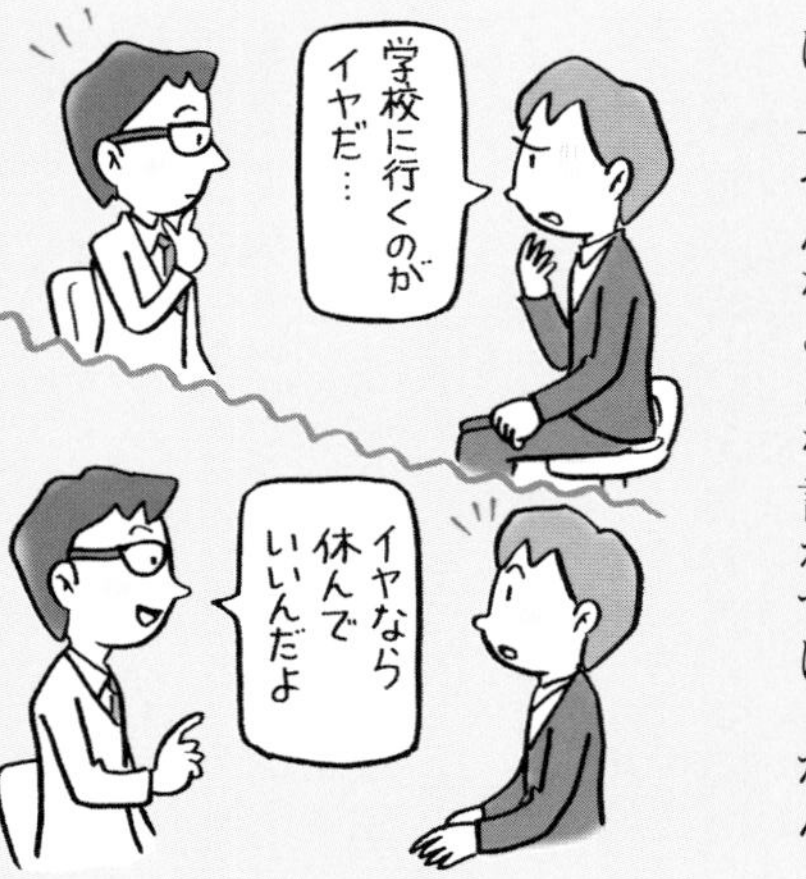
学校に行くのがイヤだ…
イヤなら休んでいいんだよ

人間は「休んでもいいよ」と言われると、逆に「本当に休んでいいのかな?」と不安になり、やはり学校に行こうとする場合があります。行けるなら行くに越したことはありません。本当につらくて行けない場合は、無理に行かせなくても、転校したり、フリースクールに通わせる手もあります。

「あきらめる」というのは、学校には行きたくないけれど、仕方ないから行くというネガティブな解決法、「割り切る」は、学校はいやでも勉強は大切だから行こうと考えるポジティブな解決法です。どちらがいいとか悪いとかではありませんが、「割り切る」というのは、目的を見据えて物事を判断しているという意味で、非常に高度な考え方といえます。

私のクリニックに通う子の中に一人、「割り切る」考え方ができる子どもがいます。東京都でもトップクラスの進学率を誇る私立高校に通っているD君です。彼のお父さんも非常に優秀な経歴を持っている人で、子どもの教育にも熱心でした。D君が中学三年生のときに、「お前は受験生なのに、全力で勉強をしていない」と叱り、学校から帰ってきたらすぐに寝て、夜の一〇時ごろに起きて朝まで勉強するように指示しました。D君もまじめなので、お父さんから言われた通りに勉強していました。

すると三カ月ほどして、統合失調症が疑われる言葉や態度が出てくるようになりました。すぐに精神科を受診し、そこから当クリニックに紹介されてきたのです。あらためて診断したところ、彼はＡＳＤ（アスペルガー症候群）でした。ですから、彼の統合失調症のような症状は、お父さんからの厳しいしつけと、昼夜逆転した不規則な生活からくる二次障害だと考えられます。

Ｄ君は高校に合格したあと、「授業がばかばかしくて受けていられないから、学校に行きたくない」と言い出しました。両親からは「行け」と言われて、「どうしたらいいですか?」と私にたずねるので、こう答えました。

「自分が知っているようなことしか教えてくれないようじゃつまらないよね。行かなくてもいいんじゃない」と。ただ、続けて「君は知らないかもしれないけれど、大人は聞いているふりをして、実は聞いていないということができる。授業がつまらなくても、学校の先生だってたまにはいいことを言うから、君も聞いているふりをして、ときどき先生の話に耳を傾ける方法もあるよ」とアドバイスしました。すると、Ｄ君の態度がコロッと変わり、私の言うことには耳を貸してくれるようになりました。

彼はしばらくの間は学校に行きませんでしたが、その間に対人マニュアルをつくっていました。学校で関わる人を、「好きで気が合う人」「ふつうの人」「苦手な人」に分けて、三通りのマニュアルをつくったというのです。学校では、そのマニュアルに沿って人と接し、行動すればいいと、自分なりに「割り切った」のです。

言葉にすると極端な行動のように感じますが、ふつうの人でも相手によって微妙に態度を変えているものです。無意識にそうしているから気づかないだけです。ただ、Ｄ君はＡＳＤの特性があるために、無意識に態度を変えることができないので、こうしてマニュアルをつくる必要があったのです。こんな手間のかかることをしてでも、「割り切って」学校に行くことを決めたＤ君は、今後は二次障害になる可能性は極めて低いと考えています。

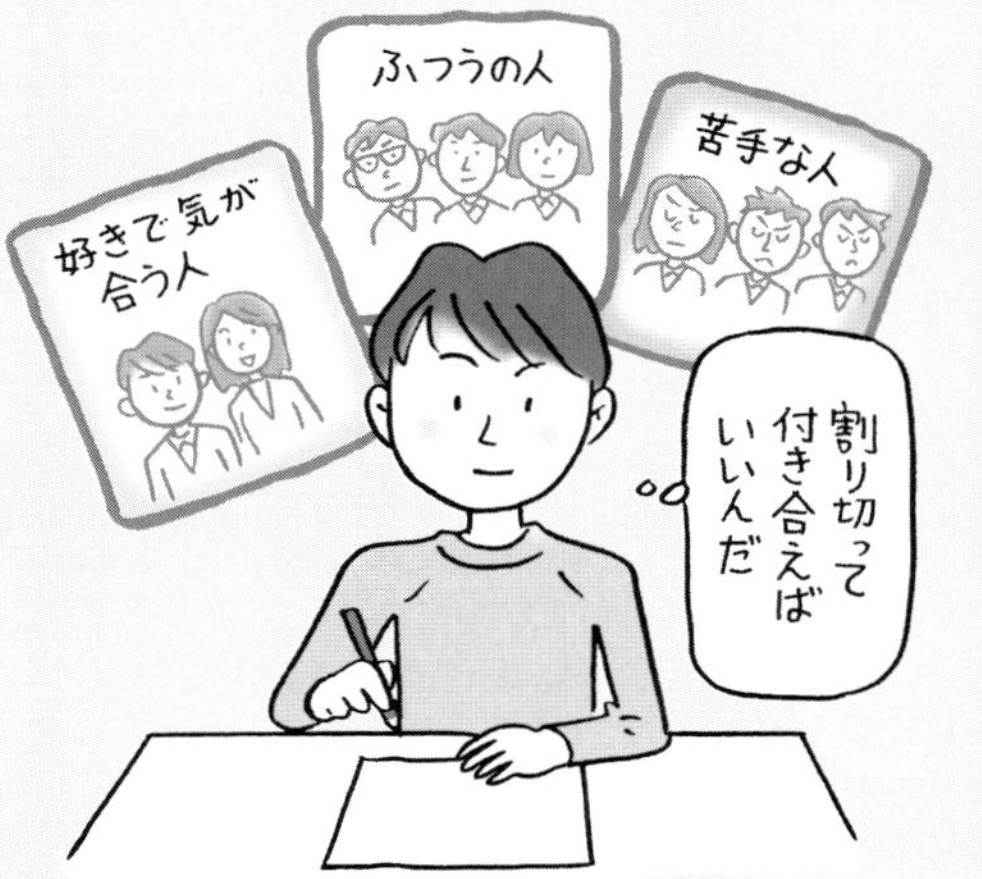

監修者略歴

宮尾益知（みやお　ますとも）

東京生まれ。徳島大学医学部卒業、東京大学医学部小児科、自治医科大学小児科学教室、ハーバード大学神経科、国立成育医療研究センターこころの診療部発達心理科などを経て、2014年にどんぐり発達クリニックを開院。主な著書・監修書に『発達障害の治療法がよくわかる本』、『発達障害の親子ケア』、『女性のアスペルガー症候群』、『女性のADHD』（いずれも講談社）、『アスペルガーと愛』（東京書籍）、『職場の発達障害』、『女性の発達障害』、『発達障害の基礎知識』 など。専門は発達行動小児科学、小児精神神経学、神経生理学、発達障害の臨床経験が豊富。

参考図書

『発達障害児の思春期と二次障害予防のシナリオ』小栗正幸・著　ぎょうせい
『発達障害が引き起こす二次障害へのケアとサポート』齊藤万比古・著　学研
『発達障害の基礎知識』宮尾益知・著　河出書房新社

Staff

装丁／志摩祐子（レゾナ）
本文デザイン・DTP／志摩祐子、西村絵美（いずれもレゾナ）
カバー・本文イラスト／横井智美
企画・構成／青文舎（西垣成雄）
編集・執筆／関根利子

“うつ”“ひきこもり”の遠因になる
発達障害の“二次障害”を理解する本

2020年10月20日初版印刷
2020年10月30日初版発行

監　修　宮尾益知
発行者　小野寺優
発行所　株式会社河出書房新社
〒151-0051
東京都渋谷区千駄ヶ谷2-32-2
電　話　03-3404-1201（営業）
03-3404-8611（編集）
http://www.kawade.co.jp/

印刷・製本　図書印刷株式会社

Printed in Japan ISBN 978-4-309-24978-0

落丁本・乱丁本はお取り替えいたします。

本書掲載記事の無断転載を禁じます。

本書のコピー、スキャン、デジタル化等の無断複製は著作権法上での例外を除き禁じられています。本書を代行業者の第三者に依頼してスキャンやデジタル化することは、いかなる場合も著作権法違反となります。